组织学实习指导

主　编　冀凯宏　王　越
副主编　熊　俊　仵敏娟
编　者　（以姓氏笔画为序）
王　越　仵敏娟
杨　玲　赵云鹏
胡凯猛　倪海涛
徐　莎　蒋峻峰
熊　俊　冀凯宏

U0251203

第二军医大学出版社
Second Military Medical University Press

内 容 简 介

本书为高等医学院校组织学与胚胎学教学配套的实习指导教材，主要内容包括：根据多年教学实践经验整理的组织学重要组织器官的显微结构及超微结构说明；条理清晰、简明实用的阅片指导；以及推荐的课堂讨论题目等。此外，本书还紧密联系组织学彩色图鉴，绘制了大量立体模式图，有助于学生更好理解组织学形态与结构。本书适用于医学院校各专业组织学实验课教学和学生复习、自学。

图书在版编目(CIP)数据

组织学实习指导/冀凯宏，王越主编. —上海：第二军医大学出版社，2015.10

ISBN 978-7-5481-1155-9

Ⅰ.①组… Ⅱ.①冀… ②王… Ⅲ.①人体组织学-高等学校-教学参考资料 Ⅳ.①R32-45

中国版本图书馆 CIP 数据核字(2015)第 220563 号

出 版 人 陆小新
责任编辑 单晓巍 叶 婷

组织学实习指导

主编 冀凯宏 王 越

第二军医大学出版社出版发行

上海市翔殷路 800 号 邮政编码：200433

发行科电话/传真：021-65493093

http://www.smmup.cn

全国各地新华书店经销

上海锦佳印刷有限公司印刷

开本：787×1092 1/16 印张：8.5 字数：15 万字

2015 年 10 月第 1 版 2015 年 10 月第 1 次印刷

ISBN 978-7-5481-1155-9/R·1880

定价：45.00 元

前　言

本书为《组织学与胚胎学》教材的配套实习指导，由多名具有丰富组织学教学实践经验的教师共同编写，涵盖了大量组织学经典组织阅片的详细说明，并在编写过程中力求突出以下几个特点：①紧密结合组织学教学要求，编写了简明、实用的切片阅读步骤，以方便学员明确实习要点和重点；②结合组织学彩色图鉴，针对重点和难点切片，分别配置了相关示意图和模式立体图，从而便于学员通过建立立体形象概念，加强理性认识，更好的理解重点组织器官的显微结构；③增加了适量的电镜图片，以利于学员有的放矢地复习和巩固组织细胞的亚微结构，强化对组织细胞结构的理解学习。 希望本书能够成为广大师生的有力助手，提高组织学教学实践的效率和质量。

由于作者水平有限、时间仓促，可能仍有许多不当和错误之处，恳请从事组织学教学的一线教师在教学实践中批评指正。

本书的编写过程中，部分图片参考了由高英茂、李和教授主编的八年制组织胚胎学第 2 版教材（人民卫生出版社），在此特向作者表示感谢。

编　者

2015 年 8 月

目　　录

第一章　绪论 ………………………………………… 1
第二章　上皮组织 ………………………………………… 7
第三章　固有结缔组织 ………………………………… 14
第四章　软骨与骨 ……………………………………… 20
第五章　肌组织 ………………………………………… 27
第六章　神经组织 ……………………………………… 32
第七章　神经系统 ……………………………………… 38
第八章　血液 …………………………………………… 42
第九章　循环系统 ……………………………………… 47
第十章　皮肤 …………………………………………… 52
第十一章　眼和耳 ……………………………………… 56
第十二章　免疫系统 …………………………………… 62
第十三章　内分泌系统 ………………………………… 68
第十四章　消化管 ……………………………………… 74
第十五章　消化腺 ……………………………………… 81
第十六章　呼吸系统 …………………………………… 89
第十七章　泌尿系统 …………………………………… 95
第十八章　男性生殖系统 ……………………………… 101
第十九章　女性生殖系统 ……………………………… 105
附录　相关器官组织学彩图 …………………………… 111

第一章

绪 论

一、 实习目的

组织学是医学的一门基础学科，是在学习人体解剖学的基础上进一步学习正常人体细微结构的一门课程。学习的目的是培养学员自己动手、独立观察和分析思考的能力，通过实习，把理论知识与人体切片标本的具体形态结构相印证。要求达到：

(1) 熟练地使用显微镜，正确辨认各种组织和器官的形态结构。了解细胞如何构成组织，以及组织如何构成器官的规律。

(2) 善于分析形态结构与功能的联系，了解切片平面图像与器官立体构筑的关系(图 1－1)。

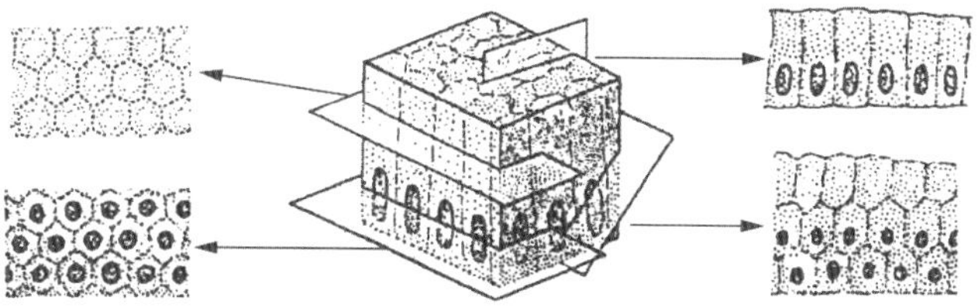

图 1－1 切片平面图像与器官立体构筑的关系

(3) 具有正确表达组织结构特征的绘图能力和观察分析电镜照片的能力。

(4) 具有独立思考、严谨细致的科学态度和善于使用显微镜进行观察研究的能力。

因此，在实习前必须复习有关理论内容，预习实习指导，对每次实习内容事先有所了解；并准备好绘图报告纸及彩色铅笔(红、蓝、黑色笔各 1 支)等绘图工具。

二、 实习方法

对照实习指导，使用显微镜观察指定的切片标本，并有选择地绘图以表达所观察的内容。同时利用实验室提供的挂图、示教片、电镜照片、幻灯片、录像片、模型及多媒体课件和教学橱窗的各种光镜照片等辅助手段，补充和深化观察所得，进一步理解和掌握理论知识，并获得直观且感性的实验验证。实习指导教师负责指导、解惑和答疑。

通过切片观察，在头脑中建立起立体构筑，全面思考问题。镜下所见的各种细胞、组织及器官都是平面的、局部的、静止的，有时镜下所见的形态结构与理论描述有一定差距，因而要学会寻找典型，学会局部联系整体，平面联系立体，静止联系动态，光镜结构联系超微结构。同时还需要对组织的形态结构、切面方位、大小比例、分布疏密等加以比较。通常先用肉眼观察辨认标本是实体性或空腔性器官。实体性器官多从浅表开始观察，空腔性器官则从腔面开始观察。再用低倍镜观察标本的一般结构和特征，分清器官的各个部位或层次，找出所要深入观察的部位，然后用高倍镜进一步详细观察。

除了按指定内容观察切片、示教片和电镜照片外，还要选择某些切片中典型结构进行绘图。绘图目的是训练同学们掌握组织学绘图要领，记录和描述观察的结果，总结和归纳标本的典型特征，加深理解和记忆。绘制 HE 染色标本可用紫蓝色表示嗜碱性，粉红色表示嗜酸性，其他结构按切片的颜色绘图。注意表达各种典型结构的形状、位置和大小比例的真实性和科学性。最后，用黑铅笔注字。

三、 组织学切片标本制作方法

组织学切片标本制作有许多种方法，通常为了达到某种观察目的而采取不同的切片染色方法，其基本过程是从人体或动物身上取下小块组织后，选用适当的固定剂迅速将组织固定变硬，目的是防止组织自溶和保存其近生活状态下的组织结构。固定后的组织在加固定剂的辅助下便可用切片机切成薄片。加固剂有石蜡、火棉胶及环氧树脂等。切片技术有石蜡切片、火棉胶切片、冷冻切片和振动切片等多种方法，其中石蜡切片使用最广泛。石蜡包埋的优点是方法简便，细胞结构保存较好，可切较薄的切片（一般为5～8 μm），利于分辨细微结构；适用于多种染色，易于做连续切片等。组织切片经不同染色后便可在显微镜下观察。

先将组织学最常用、最基本的石蜡切片、HE染色即苏木精-伊红（Hematoxylin-Eosin）染色标本制作过程简介如下：

（1）取材　从人尸体或动物身上取出所需材料，越新鲜越好，尽量减少组织细胞在机体死亡后变性。一般组织块体积<0.5 cm^3。

（2）固定　将所取材料立即放入固定液中，以防细胞自溶、腐败。常用固定液有10%甲醛溶液、Bouin液及Zenker液等。

（3）冲洗　洗掉多余的固定液，以免妨碍以后染色。

（4）脱水　依次经70%→80%→95%→100%等梯度乙醇脱水各6～12 h，脱去组织中的水分。

（5）透明　脱水后的组织浸入二甲苯至透明。

（6）浸蜡　组织置于已熔化的石蜡液中浸透数小时。此步骤在温箱内进行。

（7）包埋　将熔化的石蜡倒入包埋槽，再将浸蜡后的组织块置于槽内，冷却后石蜡即凝固坚硬成块。

（8）切片与贴片　将组织石蜡块修整后用石蜡切片机切成5～8 μm的薄片。将切片在温水中展开，贴在涂有铬矾明胶的载玻片上，置37 ℃恒温箱中烘干，以免切片在以后的操作过程中脱落。

（9）染色　先用二甲苯脱去组织切片的蜡，再依次经100%→95%→80%→70%等梯度乙醇，浸入蒸馏水，然后放在苏木精水溶液中数分钟，经酸乙醇分色和水洗后，再经70%～80%乙醇后，浸入伊红乙醇染液，最后再经95%和100%乙醇脱水。

（10）透明及封固　用二甲苯透明后，在标本中滴加中性树胶，用盖玻片封固，以便长期保存。

四、数码互动显微镜的结构及其使用方法

1. 数码互动显微镜的结构

Motic数码互动显微镜的结构详见图1-2。

（1）机械装置部分　镜座、光源亮度调节旋钮、聚光器升降旋钮、虹彩光圈调节手柄、镜柱、焦距调节旋钮（粗调、细调）、载物台、载玻片移动器旋

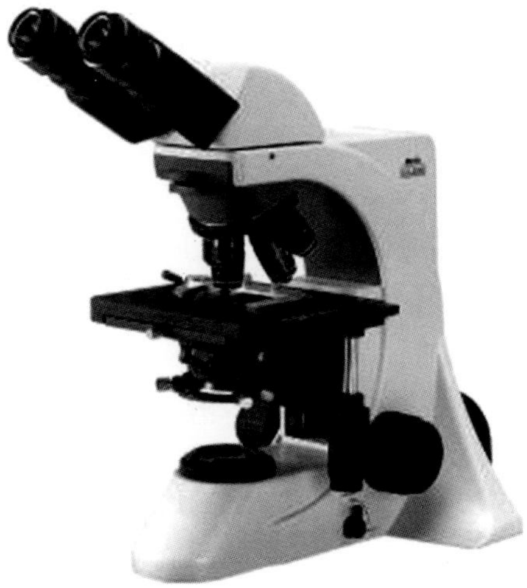

图 1－2　数码互动显微镜系统

钮、载玻片固定器、镜臂、物镜转换器、镜筒、视差调焦旋钮、瞳距调节板。

(2) 光学系统部分　光源、聚光器(滤光片、虹彩光圈、聚光镜)、物镜、目镜。物镜上所刻数字示例：ASC10/0.25，160/0.17。其中"10"表示放大倍数为10倍；"0.25"表示物镜的镜口率为0.25；"160"表示镜筒长度为160 mm；"0.17"表示可以观察的盖玻片厚度不能超过0.17 mm。

(3) 互动部分　主电源开关、CCD电源开关、电源适配器及电源插孔、S-video插孔、video插孔、白平衡按钮、光标控制手柄、光标亮度调节旋钮、光通路控制拉杆、摄像装置。

2. 数码互动显微镜的使用

(1) 准备　取下显微镜布罩→插上电源插头→光源亮度调至"1"的位置→打开主电源开关→打开CCD电源开关→拉出光通路控制杆→把聚光器升至最高→打开光圈→旋转物镜转换器，使10倍物镜正对通光孔→调白平衡→放玻片，并使材料正对聚光器中心。

(2) 低倍镜观察　眼睛看侧面，用粗调节旋钮升起载物台→眼睛看目镜，用粗调慢慢下降载物台，找到要观察的材料进行观察(如果过了，必须按此步骤重新操作，不能在眼睛看着目镜的情况下升起载物台)。

(3) 高倍镜观察　将要用高倍镜观察的材料移动到视野正中央→转换物镜至40倍→左右转动细调2～3圈，使观察材料的物像清晰(在用高倍镜观察时不能使用粗调节旋钮，即使是使用细调也不能往同一方向转很多圈)。

(4) 观察完毕的操作 物镜回到10倍→载物台降至最低→取下玻片→把载玻片移动器调至原位→关闭光圈→将聚光器降至最低→使物镜呈八字形避开通光孔→光源亮度调回到"1"的位置→关闭CCD电源开关→关闭主电源开关→收回光通路控制杆→拔下电源插头→罩好显微镜→填写使用登记本。

五、电镜标本制作方法

电镜标本用于观察组织细胞的超微结构。透射电镜用于细胞内部结构的观察，扫描电镜用于细胞表面的观察(图1-3)。现以透射电镜标本的制作为例作简要介绍。

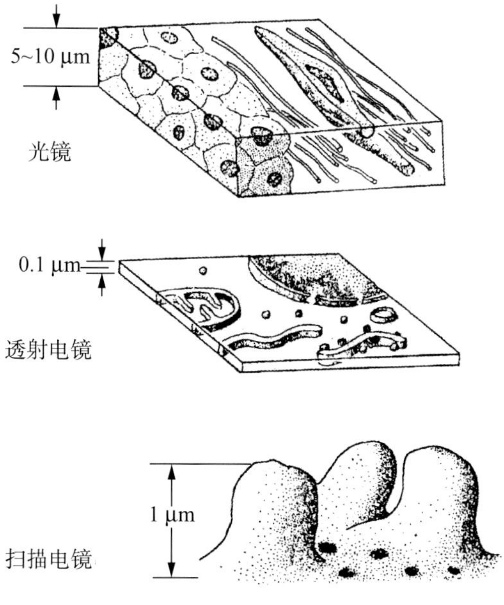

图1-3 不同显微镜下标本差别

(1) 取材 标本的新鲜程度要求高于光镜标本，组织块体积不超过1 mm×1 mm×1 mm。

(2) 固定 常用的固定液有2.5%戊二醛磷酸缓冲液和1%锇酸。这些液体穿透力较强，能稳定和保存细胞的结构。

(3) 冲洗 冲洗液由0.2 mol/L磷酸缓冲液(pH值为7.2)与双蒸水

等量混合配成。

(4) 脱水　脱水剂多采用浓度递增的乙醇和丙酮，从 50%乙醇→70%乙醇→90%乙醇→1/2 90%乙醇+1/2 90%丙酮混合液→90%丙酮→100%丙酮，间隔10～15 min。

(5) 包埋　包埋剂为环氧树脂 618 或 812 和固化剂十二碳烯基丁二醇酐(DDSA)，加入适量增塑剂邻苯二甲酸丁酯(DBP)。

(6) 将组织块修成塔形　尖端面积为 0.2～0.3 mm^2，用超薄切片机切成 50～70 nm 厚的超薄切片，再置于铜网上。

(7) 染色　常用的染液有 1%～2%醋酸铀和枸橼酸铅。醋酸铀染色是在组织块脱水过程中进行的，而枸橼酸铅染色则多用于片染。最后，将载有切片的铜网置于透射电镜下观察和摄影。

六、实习注意事项

(1) 熟悉显微镜的构造和使用方法，不得随意拆卸零件，以免损坏。目镜或物镜上若有灰尘污物，禁止用手揩或口吹，应用擦镜纸拭净。每次使用油镜后，必须用二甲苯把镜头和玻璃片上的油渍擦净。

(2) 使用显微镜观察切片时，应先用低倍镜，再用高倍镜观察，必要时可用油镜。低倍镜视野广而清晰，利于观察和理解组织或器官的整体特征，当观察细胞的超微结构时，再转换高倍镜或油镜。观察时注意调节聚光镜高低和光栅大小，以获得视野中最佳亮度及清晰度。

(3) 每人一台显微镜和一盒组织切片，学员按排定的座位就座，不得擅自与他人交换使用或拿出实验室。如发现切片破损、遗失或显微镜故障、损坏，须立即报告指导教师，酌情赔偿或追究责任。使用切片时，按盒内目录号取出需要的切片，用毕插回原处。不要敞开盒盖让切片长时间暴露在阳光或日光灯下，避免褪色。观察切片时，注意盖玻片向上，不可反置。镜头切勿与切片碰撞。

(4) 切片的制作是十分复杂精细的，除了必要试剂和多项技术操作外，更主要的是不少标本的来源非常困难，希望同学们珍惜每一张切片。

(5) 自觉遵守实验室规则，不在实验室内高声喧哗，爱护实验室中的一切用具，保持实验室干净整洁，课后轮流打扫卫生。

第二章

上皮组织

掌握 各种被覆上皮的光镜结构，区别单层上皮与复层上皮细胞排列的规律性。

一、观察切片

1. 单层扁平上皮(simple squamous epithelium)

切片：51#。

取材：蟾蜍肠系膜铺片。

染色：银浸法染色整装片。

(1) 肉眼 标本呈棕黑色，厚薄不一，选择较薄处做镜下观察。

(2) 低倍 移动标本，选择颜色较浅（淡黄色）的部分观察，可见许多蜂窝状小格，每个小格就是1个单层扁平上皮细胞的表面形态（图2-1）。

(3) 高倍 可见细胞表面形态为不规则的多边形，细胞间有黑色波纹形分界线（为银染的细胞间质和细胞膜），细胞核呈卵圆形，未被银盐着色，呈空泡状，活体时位于中央。有时见核偏位，是因铺片时牵拉标本所致。

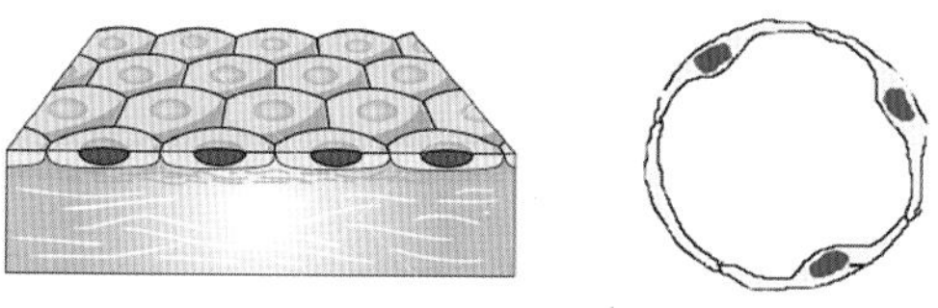

图2-1 单层扁平上皮

2. 单层扁平上皮侧面观

切片：25#。

取材：人肾脏(冠状切面)。

染色：HE 染色。

(1) 肉眼　标本表面染色较红部分为肾皮质，深部染色浅处为髓质。选择肾皮质部分镜下观察。

(2) 低倍　在皮质区域可见许多球状结构，称肾小体；中间为血管球；周围壁层上皮即单层扁平上皮侧面观(图 2－2)，细胞呈梭形。

(3) 高倍　单层扁平上皮细胞极扁薄，界限不清；胞质一般看不清；胞核呈扁圆形，着深紫色，凸向腔面。

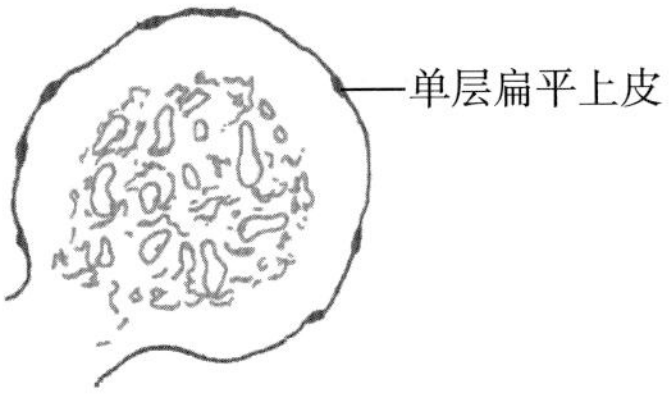

图 2－2　肾小囊壁层单层扁平上皮模式图

3. 单层立方上皮(simple cuboidal epithelium)

切片：4#。

取材：兔肾髓质。

染色：HE 染色。

(1) 肉眼　着色浅淡的部位为肾髓质。

(2) 低倍　可见许多大小不等的管道断面。选择一些较大、着色较浅的管道(集合小管)观察，可见管壁由一层整齐排列的细胞围成(图 2－3)。

(3) 高倍　放大集合小管，可见细胞边界清楚，核呈圆形，紫蓝色，位于细胞中央。但有的细胞没有核，为什么？

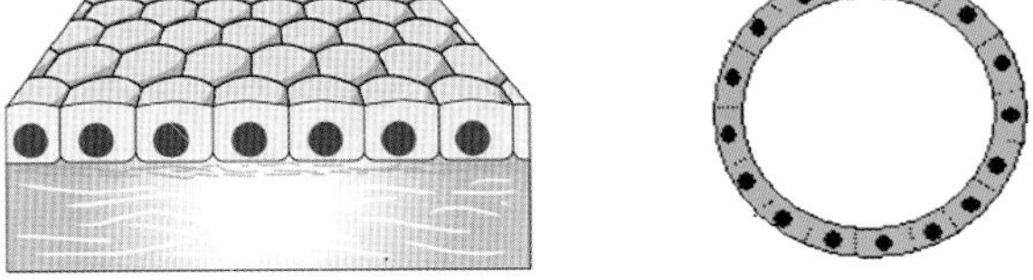

图 2－3　单层立方上皮

4. 单层柱状上皮(simple columnar epithelium)

切片：5#。

取材：人空肠黏膜。

染色：HE 染色。

(1) 肉眼　切片中凹凸不平的一面为空肠的管腔面，可见有几条不规则皱襞。皱襞表面的指状突起为绒毛。管腔面着紫蓝色的是黏膜层。其表面为要观察的单层柱状上皮(图 2-4)。

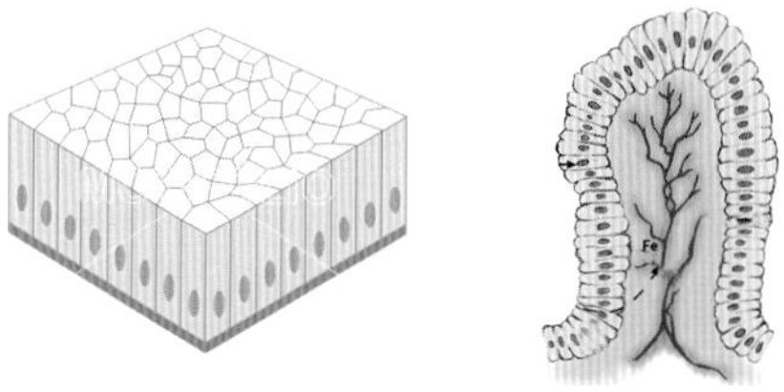

图 2-4　单层柱状上皮

(2) 低倍　可见黏膜表面不平整，有许多不规则的指状突起，即小肠绒毛。在切片上，绒毛被切成许多纵切面和横切面，纵切面与下方组织相连，横切面呈圆形或椭圆形。所有切面的表面都是单层柱状上皮。选择比较规则的绒毛，换高倍镜观察。

(3) 高倍　可见上皮细胞为长柱状，细胞境界不清楚。细胞核呈椭圆形，靠近细胞基底部，着紫蓝色；细胞质淡红色；细胞游离面有着色较红的一条细线，称纹缘(straited border)，是电镜下见到的密集排列的微绒毛。另外，柱状细胞之间夹有一些杯状细胞(goblet cell)，形似高脚酒杯，其底部狭窄，顶部膨大，充满分泌颗粒。杯状细胞核上部胞质呈空泡状，染色淡，胞核小，呈三角形，靠近细胞基底部。

5. 假复层纤毛柱状上皮(pseudostratified ciliated columnar epithelium)

切片：23#。

取材：人的气管。

染色：HE 染色。

(1) 肉眼　这是气管横切面的一部分，呈半环形，管腔面一层蓝色的结构即气管黏膜上皮。

(2) 低倍　于腔面可见一层较厚且色深的上皮，细胞排列紧密、界限不清，细胞核为多层(为什么说它属于单层上皮)，游离面和基底面较平整(图 2-5)。仔细观察上皮的游离面有什么结构。基底面和深层组织连接处有一层较厚的淡红色带，即为基膜(basement membrane)。

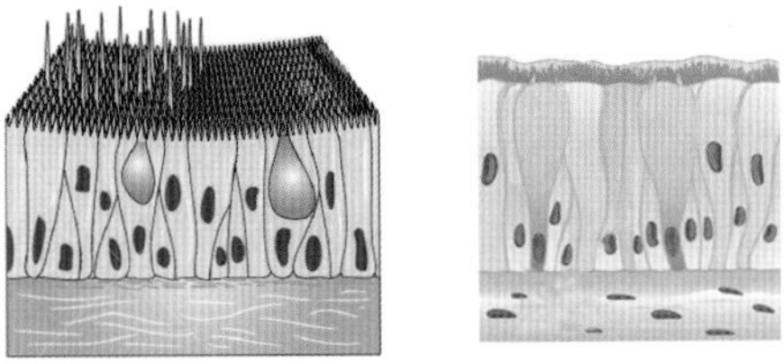

图 2-5 假复层纤毛柱状上皮

(3) 高倍 游离面可见清晰的染成粉红色的纤毛；上皮细胞排列紧密，细胞界限不清；细胞核染蓝紫色，大小不一，高低不齐，常排列成 3～4 层。分辨柱状细胞及杯状细胞。

6. 复层扁平上皮(stratified squamous epithelium)

切片：16#。

取材：人的食管。

染色：HE 染色。

(1) 肉眼 本片为食管的横断面，邻近管腔的部分着色较深，即是黏膜上皮。

(2) 低倍 确定上皮的游离面和基底面。上皮由多层细胞组成，上皮细胞分界不很清楚，但各层细胞的核均可清楚地看到。上皮游离面较平整，基底面与染成淡红色的深面结缔组织相连，后者凸入上皮基部形成乳头(图 2-6)。乳头可因切面不同而呈不规则或圆形。有时乳头被横切，其周围染色较深的部分即基底层细胞。

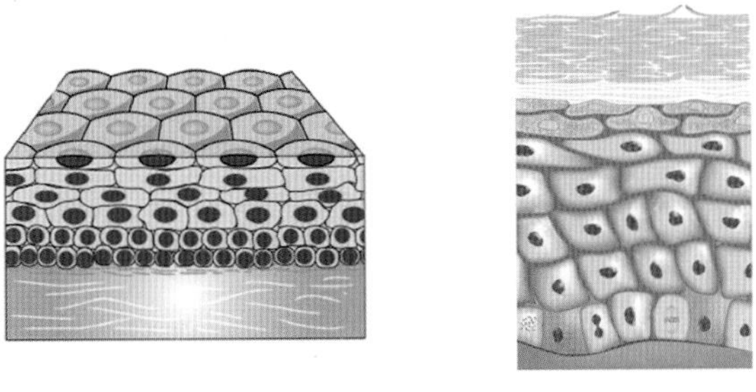

图 2-6 复层扁平上皮

(3) 高倍 依次由上皮基部向游离面观察，可发现上皮细胞排列规律。

1）基底层：位于基膜上的单层低柱状或立方形细胞，细胞分界不明显。核呈椭圆形，染色深；胞质染色深，嗜碱性。

2）中间层：细胞多边形，较大，胞界清楚；核呈圆形，着色浅而亮，位于细胞中央。多边形细胞向表面逐渐变扁，呈梭形。

3）表层：多层非角化的扁平细胞，色红，核呈扁椭圆形，有的细胞无核，细胞界限不清。

注意观察从深层至浅层细胞核形态的逐渐变化。

7. 变移上皮(transitional epithelium)

切片：41#。

取材：人的膀胱(收缩状态)。

染色：HE染色。

(1) 肉眼　标本为红色条块状，着淡紫色一侧为黏膜，凹凸不平，其表面为变移上皮。

(2) 低倍　可见变移上皮由多层细胞构成，基底面平整(图2－7)，上皮下面的结缔组织不形成乳头，故上皮的厚度基本一致，但因黏膜层形成皱襞而使表面凹凸不平。细胞核常排列成5～6层。其中，基底层细胞核密集、小、染色深，而表层细胞核较稀疏、大、呈立方或矩形，有的有双核。游离面细胞膜和表面细胞质浓缩形成壳层，胞质嗜酸性较强，此种细胞又称为盖细胞。

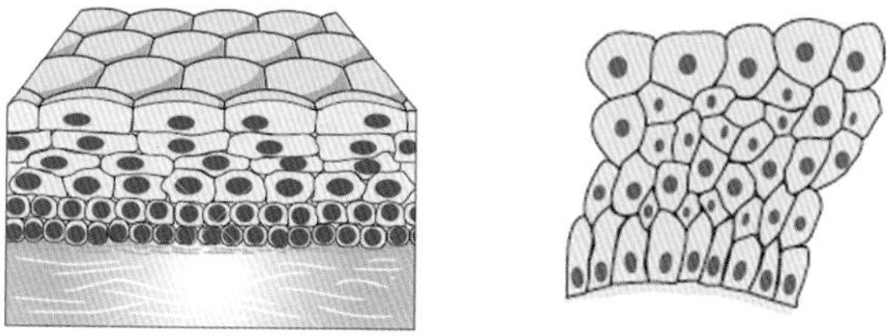

图2－7　变移上皮

二、阅读电镜照片

1. 连接复合体(junctional complex)

观察要点：相邻上皮细胞顶端侧面，依次可见紧密连接(tight junction, TJ)、中间连接(intermediate junction, IJ)、桥粒(desmosome, De)和缝隙连接(gap junction, GJ)，细胞顶部可见微绒毛(microvillus, Mv)(图2－8)。

2. 桥粒(desmosome)

观察要点：相邻两细胞膜形成桥粒，膜内侧面高密度的致密物质为附着板，胞质内的张力丝附于附着板上。细胞间隙明显，间隙内可见中间丝和丝状物质(图 2－9)。

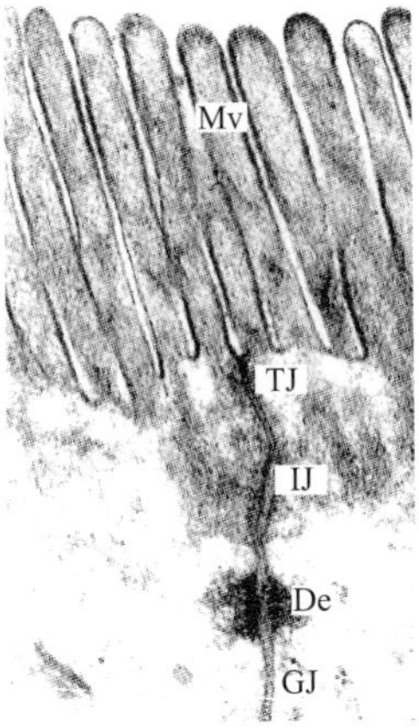

图 2－8　连接复合体

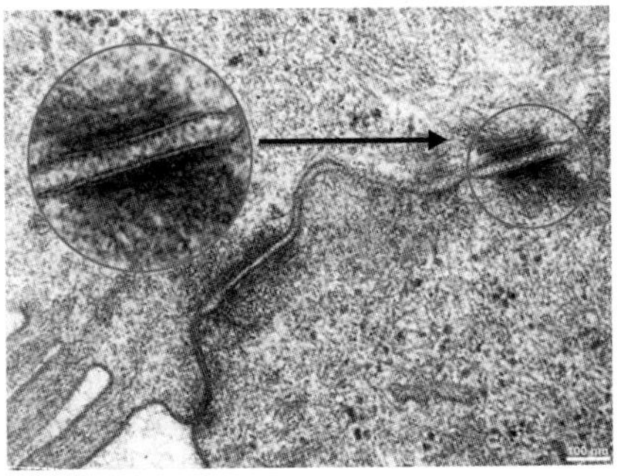
图 2－9　桥粒

3. 缝隙连接(gap junction)

观察要点：相邻细胞膜呈间断性融合构成缝隙连接。图 2－10 示一条纵行致密线，上下端可见细胞间隙。

4. 质膜内褶(plasma membrane infolding)

观察要点：上皮细胞基底面细胞膜折向细胞质形成许多内褶，与基底面垂直，内褶间含有与其平行的长杆状线粒体(图 2－11)。

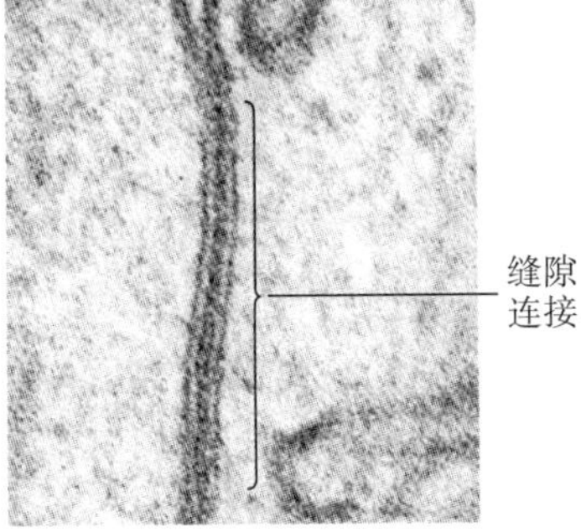

图 2－10　缝隙连接

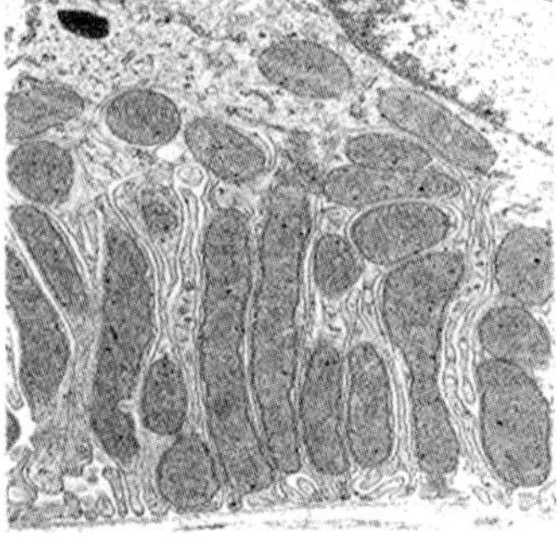
图 2－11　质膜内褶

三、课堂讨论

（1）上皮组织的结构特征、分布和功能。

（2）当细胞界限不清楚时，如何确定上皮类型？

（3）举例说明上皮组织的类型与其功能的关系。

四、绘图

绘图：单层柱状上皮。

1. ________　2. ________　3. ________　4. ________

5. ________　6. ________　7. ________　8. ________

名称：________________

取材：________　染色方法：________

放大倍数：________　作图日期：________

第三章

固有结缔组织

掌握 固有结缔组织的结构特点和分类，注意与上皮组织比较；疏松结缔组织的结构特点和主要成分的形态。

一、 观察切片

1. 疏松结缔组织(loose connective tissue)铺片

切片：6#。

取材：兔皮下结缔组织。

染色：活体注射台盼蓝＋Weigert偶氮洋红染色。

标本制备：将台盼蓝染料(蓝色)注射入活兔体内，数日后，由于皮肤及皮下结缔组织内的巨噬细胞吞噬了大量的染料颗粒，使兔皮肤呈蓝色。处死动物，取一小块皮下组织，尽量展薄，平铺在载玻片上，经固定后Weigert偶氮洋红染色制片。

(1) 低倍 铺片通常较厚，且厚薄不一，选择较薄处进行观察。可见胞质中有蓝色颗粒的细胞、细丝状的纤维，偶见毛细血管，内有红细胞。

(2) 高倍 分辨2种细胞和2种纤维(图3-1)。

1) 成纤维细胞(fibroblast)：常只可见淡粉红色卵圆形的细胞核，胞质大多模糊不清。

2) 巨噬细胞(macrophage)：细胞多呈卵圆形或不规则形，胞核红色，位于细胞中央，胞质内有大小不等的蓝色颗粒。这些颗粒是什么？又是如何出现在胞质内的呢？

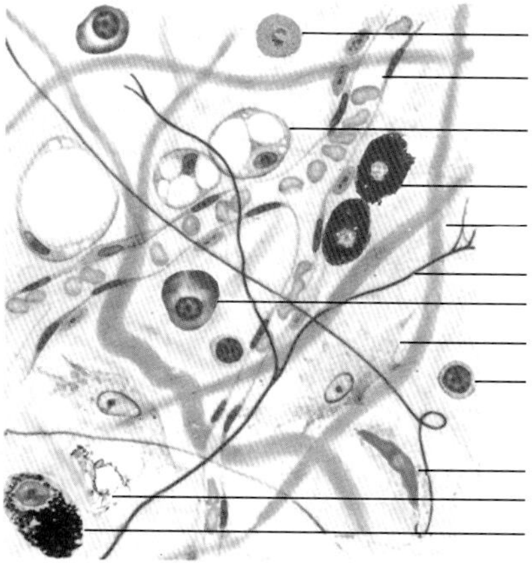

图 3-1　疏松结缔组织模式图

3）胶原纤维（collagenous fiber）：数量多，为染成粉红色的粗细不等的束状结构，相互交错排列。

4）弹性纤维（elastic fiber）：为混杂在胶原纤维之间染成紫蓝色的细丝结构，可有分支，断端常呈卷曲状。

2. 疏松结缔组织（loose connective tissue）切面观

切片：18#。

取材：人空肠。

染色：HE 染色。

（1）低倍　肠壁内黏膜上皮下方的固有层及黏膜下层内的疏松结缔组织，可见排列不规则的、不同切面的、粉红色的胶原纤维。弹性纤维在 HE 染色时不易与胶原纤维区分。纤维之间可见散在的蓝色细胞核，主要是成纤维细胞和纤维细胞的核，细胞界限不清。还可见大小不一的血管和淋巴管等。

（2）高倍　胶原纤维粗大，排列分散，方向不一。成纤维细胞的细胞核多呈卵圆形或梭形，染色较深。

3. 浆细胞（plasma cell）

切片：2#。

取材：鼻息肉（慢性刺激导致鼻黏膜上出现的突出于表面的赘生物）。

染色：HE 染色。

（1）低倍　蓝紫色的一面为黏膜上皮，它属于何种类型？上皮下方为固有层的疏松结缔组织，含有大量混合性腺和大小不一的血管，选择这些结构之间细胞和细胞外基质相对稀疏的部位转换成高倍镜观察。

（2）高倍　浆细胞数量较多，细胞呈卵圆形或圆形，细胞核小而圆，常偏位，紫蓝色的异染色质在核内呈车轮状排列，胞质呈紫红色。

4. 规则致密结缔组织（regular dense connective tissue）

切片：52#。

取材：人肌腱。

染色：HE染色。

低倍：为肌腱纵切面，由密集的胶原纤维束平行排列呈粉红色。腱细胞夹在胶原纤维之间，细胞核呈紫蓝色，细长呈杆状，排列成行。

5. 不规则致密结缔组织（unregular dense connective tissue）和脂肪组织

切片：33#。

取材：人指皮。

染色：HE染色。

（1）肉眼　切片中紫蓝色部位为表皮，其下为粉红色的真皮，深部色淡、组织疏松的区域为皮下组织。

（2）低倍　真皮内可见粗大的胶原纤维纵横交织呈网状，纤维之间含成纤维细胞和基质。皮下组织内可见脂肪组织（adipose tissue）被疏松结缔组织分隔成小叶，小叶内有许多密集排列呈空泡状的脂肪细胞。*脂肪细胞为何呈空泡状？*

（3）高倍　脂肪细胞呈球形或多边形，胞质内含一大空泡，仅见细胞周边有薄层胞质和被挤至边缘的扁平状细胞核。

6. 网状组织（reticular tissue）

切片：53#。

取材：人淋巴结。

染色：硝酸银染色伊红复染。

（1）低倍　选择比较稀疏且颜色较浅的部位，转换高倍镜观察。

（2）高倍　可见呈黑色、细而分支并交织成网状的网状纤维，网眼内有许多黑色圆形的细胞核，为淋巴细胞和网状细胞的细胞核，网状细胞的细胞核通常较淋巴细胞的细胞核稍大，着色浅且核仁明显。

二、阅读电镜照片

1. 成纤维细胞和纤维细胞

成纤维细胞和纤维细胞(fibroblast and fibrocyte)(图 3－2)。

观察要点：成纤维细胞(图 3－2 下)核内核仁(Nu)明显，胞质内富含粗面内质网(RER)、游离核糖体以及高尔基复合体。纤维细胞(图 3－2 上)体积小，胞质内的细胞器少。

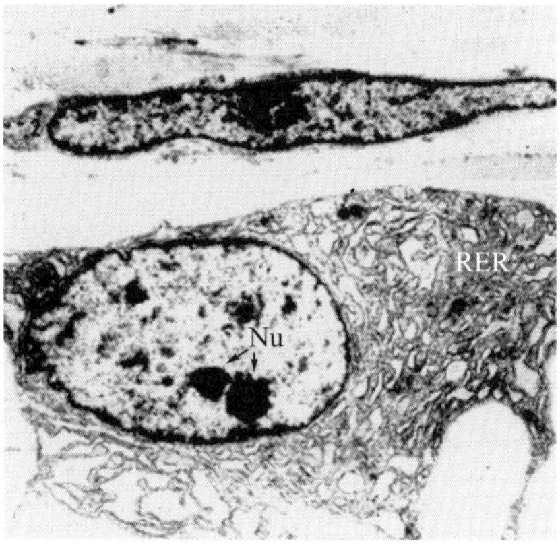

图 3－2　成纤维细胞和纤维细胞

2. 巨噬细胞

观察要点：胞质内含大量溶酶体、吞噬体、吞饮泡、残余体，以及数量不等的粗面内质网、高尔基复合体和线粒体(图 3－3)。

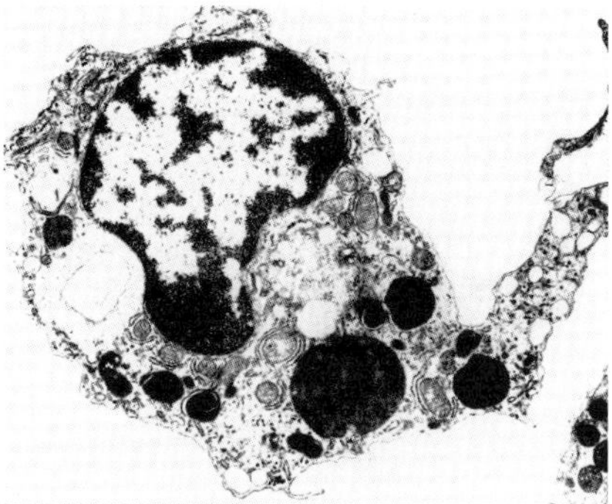

图 3－3　巨噬细胞

3. 浆细胞

观察要点：细胞核内异染色质呈辐射状分布，胞质内含大量平行排列的粗面内质网(RER)，核旁有发达的高尔基复合体(图 3-4)。

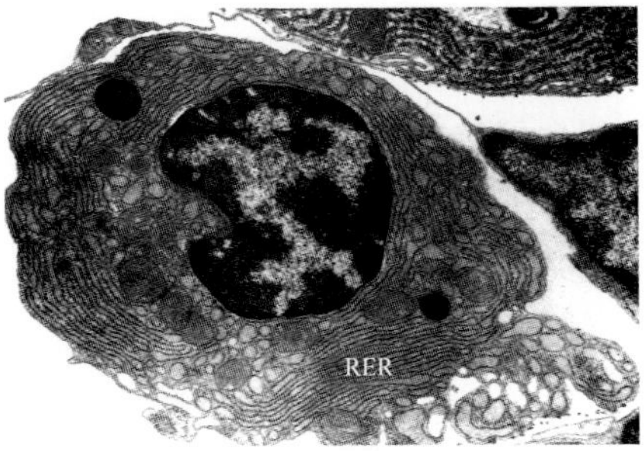

图 3-4 浆细胞

三、课堂讨论

（1）固有结缔组织的分类有哪些？

（2）疏松结缔组织的构成包括哪些？

（3）成纤维细胞、巨噬细胞、浆细胞和肥大细胞的结构和功能。

（4）胶原纤维、胶原原纤维和胶原纤维束的区别。

四、绘图

绘图：疏松结缔组织铺片。

1. ________　2. ________　3. ________　4. ________

5. ________　6. ________　7. ________　8. ________

名称：________________________________

取材：________________　染色方法：________________

放大倍数：________________　作图日期：________________

第四章

软骨与骨

掌握　透明软骨为主的软骨的基本结构与分类特点;骨组织中几种细胞的形态特征。

一、 观察切片

1. 透明软骨(hyaline cartilage)

切片:23#。

取材:人气管。

染色:HE染色。

(1) 肉眼　切片中有一“C”字形蓝色弯带,即透明软骨组织。

(2) 低倍　从软骨的周边向中央逐步观察,可见它由大量的软骨基质及软骨细胞所组成。软骨基质呈灰蓝色均质状,颜色从周边至中央逐渐变深;软骨细胞以单个或成群分布。

(3) 高倍

1) 软骨膜:覆于软骨表面,为薄层致密结缔组织。软骨细胞位于周边,为扁圆形,多平行于软骨膜排列。渐进中央则为椭圆形,位于软骨陷窝内,固定后由于细胞收缩,故呈星状或不规则形,细胞周围出现空隙,为软骨陷窝的一部分。软骨周围与中央的软骨细胞有何不同? 何谓同源细胞群?

2) 软骨基质:灰蓝色。看到胶原原纤维了吗? 为什么?

3) 软骨囊:软骨陷窝周围的基质含硫酸软骨素较多,强嗜碱性,深蓝色,呈环形分布于陷窝周围。

2. 弹性软骨(elastic cartilage)

切片:54#。

取材:人的耳郭。

染色:地衣红染色。

(1) 肉眼 标本中央紫蓝色部分为弹性软骨,其两侧为皮肤。

(2) 低倍 软骨细胞之间有大量弹性纤维,呈粉红色,相互交织成网。

(3) 高倍 软骨细胞体积较大,核着红色,同源细胞群较透明软骨少。

3. 纤维软骨(fibrous cartilage)

切片:55#。

取材:猴椎间盘。

染色:HE 染色。

低倍:基质内可见大量各种走向的红色胶原纤维束。软骨细胞呈椭圆形,数量较少,体积也较小,同源细胞群不发达,散在或成行排列于胶原纤维束之间。

4. 骨磨片

切片:7#。

取材:人长骨骨干(横切面)。

染色:浸银法。

制片方法:取人长骨的骨干部位锯成横断薄片,徒手在磨石上磨至透亮,然后用硝酸银填染,树胶封固。

(1) 低倍 可见许多骨单位及间骨板(图 4-1)。

1) 内环骨板:位于骨髓腔周围,较薄,仅数层骨板,排列也不规则,故不甚明显。

2) 外环骨板:骨的外表面有数层与骨表面平行的骨板。

3) 骨单位(哈弗斯系统,Haversian system):内、外环骨板之间的许多同心圆结构即骨单位(osteon),中央的圆形管腔为中央管(哈弗斯管),管内常有染料。中央管围以 10~20 层环形骨板,为哈弗斯骨板。

4) 间骨板:位于骨单位之间的一些平行排列的骨板,形状不规则,也有骨陷窝、骨小管等结构。

5) 穿通管:穿行于骨板内并与中央管相通的血管通道,其长轴与骨干长轴垂直,切片中多为斜行的管道,管内也可有染料。

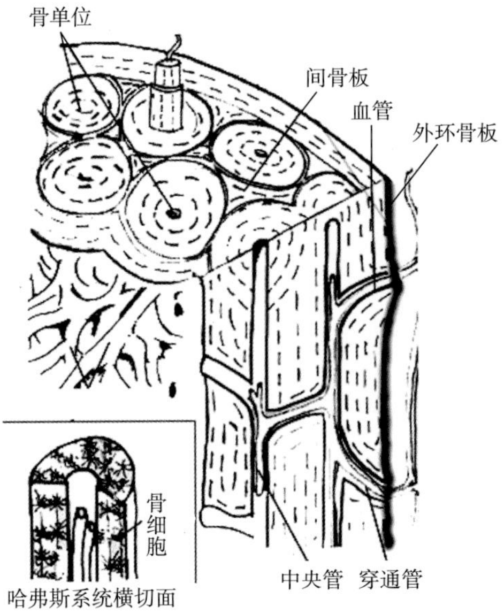

图 4-1 长骨骨干结构模式

6）黏合线：环骨板、骨单位和间骨板之间呈折光线较强的轮廓线。

（2）高倍

1）骨陷窝：位于骨板内或骨板与骨板之间，亦成同心圆排列，常被灰垢堵塞，呈黑色，生活状态时被骨细胞所填满。

2）骨小管：在骨陷窝周围呈放射状排列的黑色细丝，他们是骨细胞的突起。相邻骨陷窝之间的骨小管相互通连。观察不同骨单位的骨小管是否通连？

5. 骨切片

切片：39#。

取材：犬长骨骨干（横切面）。

染色：硫堇-苦味酸染色。

制作方法：骨组织块于5%硝酸溶液中脱钙3～5 d。

（1）低倍　着重观察骨单位、骨细胞。

（2）高倍　转高倍镜观察骨细胞着紫红色因组织收缩不能分辨胞核与胞质，但骨细胞的突起十分清晰，这些突起位于骨小管内。

本切片中骨细胞以及突起相当于7#切片中的什么位置？

6. 长骨发生（development of long bone）

切片：50#。

取材：胎儿指骨。

染色：HE 染色。

(1) 肉眼　标本中有两块指骨形成关节。浅紫色膨大的一端为骨骺，红色细长的部分为骨干，两者间灰蓝色部分为骺板软骨，是重点观察部位。

(2) 低倍　找到骺端的软骨和骨干内侧的骨髓腔（有许多骨髓细胞），从骺软骨向骨髓腔观察（图 4-2）。

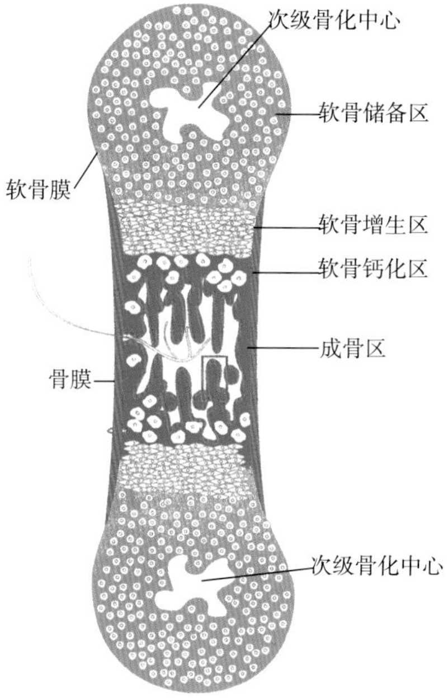

图 4-2　长骨发生示意图

1) 软骨储备区：为透明软骨组织，软骨细胞体积小，不规则地分散排列。

2) 软骨增生区：软骨细胞形成同源细胞群，沿骨长轴排列成行。

3) 软骨钙化区：软骨细胞肥大，呈空泡状；软骨基质因有钙盐沉着而呈浅蓝色。

4) 成骨区：此区较宽广，软骨细胞退变，部分基质溶解，形成初级骨髓腔。腔内含血管、造血组织、成骨细胞和破骨细胞等。近骨干中部可见沿骨长轴排列的骨小梁。小梁表面有排列成行的成骨细胞，中轴着色紫蓝，为残余的钙化软骨基质，表层为着色紫红的骨基质，骨细胞埋于其中。骨膜被覆于骨干周围的致密结缔组织，可分两层，外层纤维多，内层细胞多。内层以膜内成骨的方式形成骨松质，构成骨干周边的圆筒状结构，即为骨领。骨领表面亦有许多成骨细胞。

(3) 高倍

1) 成骨细胞(osteoblast)：数量很多，位于骨小梁表面，呈不规则四边形或柱状。常数个排成一层。核圆形,胞质嗜碱性。

2）破骨细胞(osteoclast)：多在小梁或残余软骨基质的凹面,体积大,常见3～5个卵圆形核,胞质着紫红色。

二、阅读电镜照片

1. 成骨细胞

观察要点：紧贴类骨质,细胞内可见大量的粗面内质网(RER)、游离核糖体和高尔基体,与类骨质接触的一侧可见分泌小泡(↑)(图4-3)。

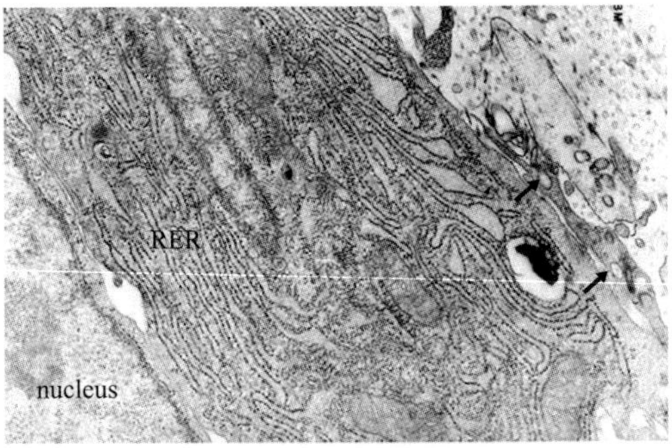

图4-3 成骨细胞超微结构

2. 破骨细胞

观察要点：骨小梁一侧可见丰富的微绒毛(↑)与溶解的骨质(△)交错分布,形成"亮区",胞质中含有待分泌的水解酶颗粒(图4-4)。

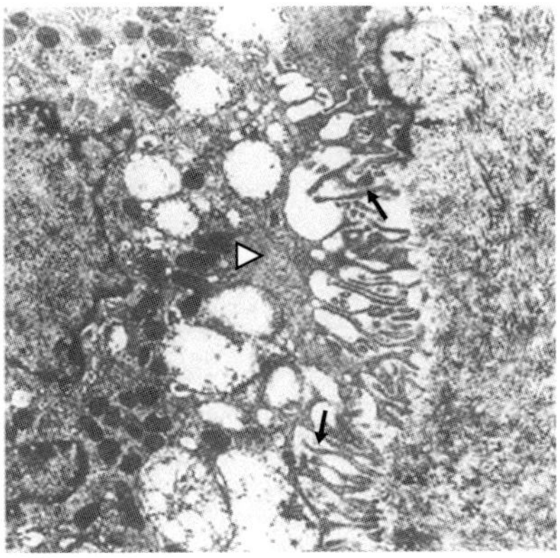

图4-4 破骨细胞超微结构

3. 骨细胞

观察要点：骨细胞分布在骨质内，可见细胞的突起（↑），胞质中仍保留粗面内质网（RER）、高尔基体（G）等细胞器（图 4-5）。

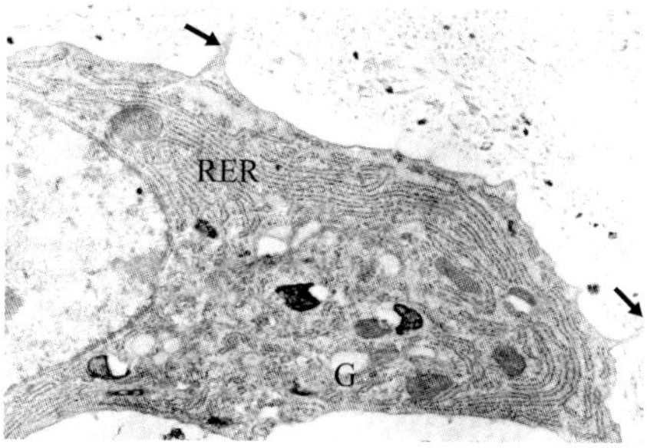

图 4-5　骨细胞超微结构

三、 课堂讨论

（1）软骨的组成和分类原则。
（2）以长骨骨密质为例说明骨的结构。
（3）名词解释：骨板、骨单位、骨陷窝。

四、 绘图

绘图：骨单位。

1. ________ 2. ________ 3. ________ 4. ________
5. ________ 6. ________ 7. ________ 8. ________

名称：________

取材：________ 染色方法：________

放大倍数：________ 作图日期：________

第五章

肌组织

掌握 骨骼肌、平滑肌和心肌的光镜结构特点；电镜下骨骼肌肌节、心肌闰盘的超微结构。

一、观察切片

1. 骨骼肌(skeletal muscle)

切片：8#。

取材：人的舌体。

染色：HE染色。

(1) 肉眼　切片中染色最红的部位，即舌肌。

(2) 低倍　纵切面可见长带状的骨骼肌纤维平行排列，肌细胞核呈蓝色椭圆形，位于肌纤维的周边，隐约可见横纹。横切面的骨骼肌纤维呈圆形或多边形，胞核位于肌膜处。

(3) 高倍

1) 纵切面：肌原纤维沿肌纤维的长轴平行排列，相邻肌原纤维的明带及暗带相互重叠，使肌纤维呈明暗相间的横纹，将视野调暗，横纹会更明显。肌纤维内有许多卵圆形的细胞核，注意观察胞核的位置、形状和数量。

2) 横切面：肌纤维呈圆形或多边形，细胞核位于周边，紧靠肌膜处。肌纤维内有许多粉红色点状结构，为肌原纤维。能看到肌丝吗？肌纤维周围的少量结缔组织为肌内膜，细胞核为成纤维细胞的胞核。

2. 骨骼肌(skeletal muscle)

切片：56[#]。

取材：人的舌体。

染色：磷钨酸苏木精染色。

(1) 肉眼　可见染成紫蓝色、纵横交错的肌束。

(2) 低倍　可见骨骼肌纤维的各种断面，肌纤维染成蓝黑色。在纵切面上的肌纤维上可看到清楚的横纹，横切面上可看到点状分布的肌原纤维。细胞核位于周边。

(3) 高倍　本片为特殊染色，横纹清晰，明暗相间。在明带中有1条暗线为Z线，在暗带中有1条较明亮的窄带为H带，两条相邻的Z线之间为1个肌节。

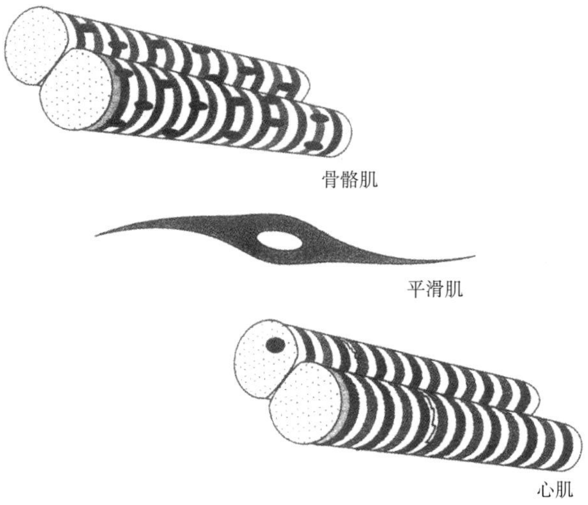

图5-1　3种类型的肌组织

3. 心肌(cardiac muscle)

切片：3[#]

取材：人的心脏

染色：HE染色。

(1) 肉眼　取材时心房、心室、心瓣膜均有切到。标本中着色较红的为心室壁的肌层。

(2) 低倍　由于心肌纤维排列方向不一致，有纵、横、斜等切面，故要全面观察标本，熟悉各种切面的部位。心肌纤维呈不规则短圆柱状，有分枝且互相吻合成网为纵切面，呈圆形或卵圆形的小块为横切面。

（3）高倍 选择形态典型的心肌纤维纵切面观察，注意与骨骼肌相区别。

1）纵切面：心肌纤维较骨骼肌纤维细而短，分枝吻合成网。细胞核位于肌纤维的中央，较大，有时可见双核。可见暗带和明带相间排列构成的横纹，但不如骨骼肌明显。在心肌纤维连接处，可见与横纹平行着深红色的直线或阶梯状线，为闰盘。

2）横切面：心肌纤维呈圆形或不规则，大小相似。肌原纤维呈点状，着红色，分布在肌细胞核的周边。细胞核位于肌纤维中央，呈圆形，有的未见核。肌浆着色浅，由于肌浆在核的两端较多，故在未切到核的细胞中央往往可见浅染区。

4. 平滑肌（smooth muscle）

切片：17#。

取材：人胃体部。

染色：HE 染色。

（1）肉眼 黏膜呈紫蓝色，向外依次为浅染的黏膜下层、红色的肌层和浅染的外膜。

（2）低倍 平滑肌组织染色较其附近的结缔组织红。

（3）高倍 ①纵切面：平滑肌呈梭形，核位于细胞的中央，呈杆状；②横切面：平滑肌纤维呈大小不等的圆形镶嵌状。

5. 分离的平滑肌

切片：9#。

取材：人小肠。

标本制作：取材后人肠壁立即浸入由福尔马林、乙醇和醋酸配置的溶液内。将组织撕开，用锂卡红染色。取一小块组织置于载玻片上，覆上盖玻片并轻轻压平。

镜下可见散在的平滑肌细胞，呈长梭形；细胞核呈椭圆形，位于细胞中央。

二、 阅读电镜照片

1. 骨髓肌

观察要点：大量粗肌丝和细肌丝平行排列，并形成明带和暗带。其中明带只有细肌丝，暗带含有粗、细肌丝。暗带中央有一条浅色的带即 H 带，H 带中央有一条深染的线称 M 线。明带中央也有一条深色的线称为 Z 线，两条相邻 Z 线之间的一段肌原纤维称肌节。相邻肌原纤维间有大量线粒体和糖原，也可观察到肌浆网，肌浆网两端膨大为终池，与横小管构成三联体(图 5－2、图 5－3)。

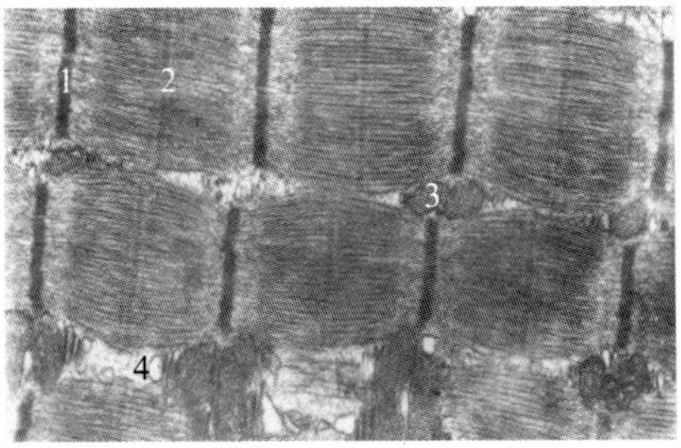

图 5－2　骨骼肌

1：Z 线；2：M 线；3：线粒体；4：肌浆网。

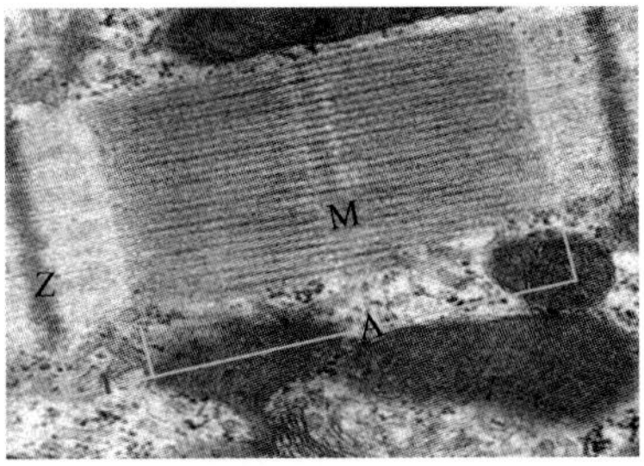

图 5－3　骨骼肌肌节

粗肌丝位于 A 带，固定在 M 线上；细肌丝固定于 Z 线。粗细肌丝在肌节内相互交错排列。

2. 心肌

观察要点：心肌肌原纤维的横纹不如骨骼肌明显。闰盘成“Z”字形，阶梯状。在连接的横位可见桥粒和中间连接，在纵位部分可见缝隙连接(图 5－4)。

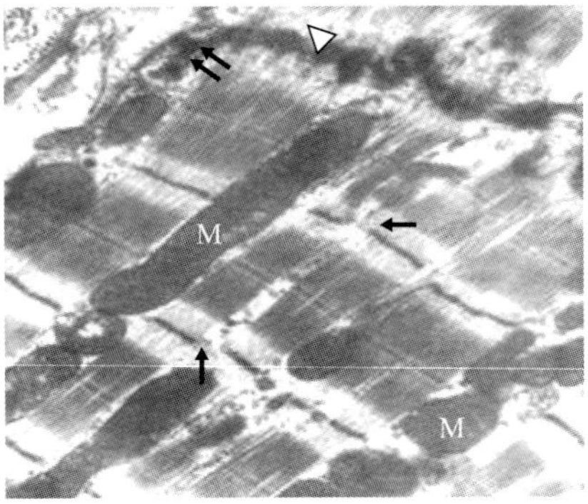

图 5－4　心肌纤维

△：中间连接和桥粒；↑↑：缝隙连接；M 线粒体；

↑：二联体位于 Z 线处。

三、课堂讨论

（1）列表比较骨骼肌与心肌在光镜下的区别。

（2）二联体和三联体结构和功能差异。

四、绘图

绘图：骨骼肌的纵、横切面。

1. ________	2. ________	3. ________	4. ________
5. ________	6. ________	7. ________	8. ________

名称：________________________________

取材：________________　染色方法：________________

放大倍数：______________　作图日期：________________

第六章

神经组织

掌握　神经元、有髓神经纤维和突触的结构特点。

一、 观察切片

1. 多极神经元(multipolar neuron)

切片：10#。

取材：人的脊髓(横切面)。

染色：HE 染色。

(1) 肉眼　脊髓横切面呈扁圆形，外侧包被有软膜；中央紫蓝色呈蝴蝶样的部分为灰质，其中两个较短粗的突起为前角，相反方向两个较为细长的突起为后角；周围浅红色部为白质(图 6－1)。

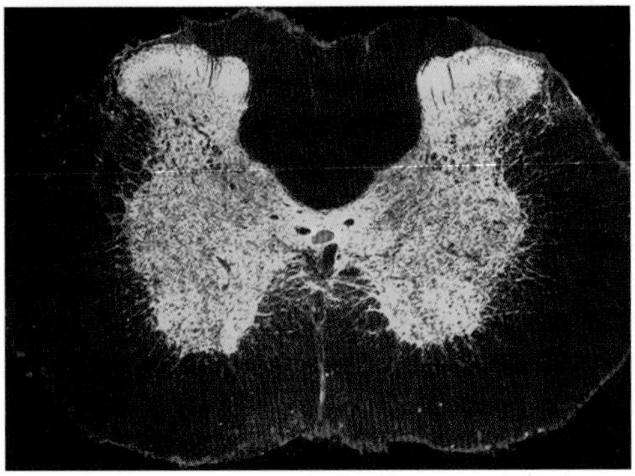

图 6－1　脊髓横切面

(2) 低倍　观察脊髓灰质前角,可见许多散在的、具有突起呈紫红着色、大小不一的细胞,即多极运动神经元。在神经元之间分布的小而圆的细胞核为神经胶质细胞核。神经元的突起多被切断,在切面上呈纤维样结构,散在分布于神经元和神经胶质细胞之间。观察白质区域,可见神经纤维的横切面。选择切面形态完整,含胞核的多极神经元进行高倍观察。

(3) 高倍　观察脊髓前角运动神经元胞体形态及细胞核的特点。胞质中有许多呈斑块状的嗜碱性物质是什么? 胞体有几个突起? 是树突还是轴突? 为什么?

2. 有髓神经纤维(myelinated nerve fiber)

切片:11#。

取材:猫的坐骨神经。

染色:HE染色。

(1) 肉眼　此片有纵、横两个切面。神经纵切面呈长条状,横切面呈圆块状。

(2) 低倍

1) 在纵切面中选择神经纤维比较平直的部分进行观察,神经干表面由结缔组织形成神经外膜,内含一些脂肪细胞与小血管。神经干主要由许多根平行排列的神经纤维构成。

2) 在横切面中,可分辨出神经外膜、神经束膜和神经内膜结构。①神经外膜:可观察到神经表面包裹着一层结缔组织,为神经外膜。②神经束膜:神经内含有若干大小不同的圆形神经纤维束,其表面包裹1～2层扁平细胞组成的神经束膜。神经束间分布有结缔组织、脂肪组织和血管。③神经内膜:每一神经纤维束又由许多神经纤维组成,束内每条神经纤维周围分布有极为菲薄的结缔组织,即为神经内膜(可用高倍镜观察)。

(3) 高倍

1) 从纵切面中选取一条切到郎飞结的神经纤维进行观察(图6-2)。①轴突:神经纤维的中央有一条染成紫蓝色的线状结构为轴突,粗细不等。②施万细胞(Schwann cell),亦称神经膜细胞:轴突外侧呈竹节样包裹着施万细胞,可辨认其中的髓鞘、郎飞结及细胞核结构。髓鞘较厚,其中类脂成分制片过程中被乙醇溶解,只保留蛋白成分,故呈紫红色细网状结构。郎飞结位于两个施万细胞连接处,此处神经纤维略窄,髓鞘中断,呈“十”字状;两侧着色浅淡。细胞核常位于胞体中段,即髓鞘边缘处的少量胞质内,呈长椭圆形。对比神经纤维间的神经内膜中分布的成纤维细胞,施万细胞胞核较大，着色较淡，而成纤维细胞胞核呈梭形，着色深，二者应进行区分。

2）横切面中，神经纤维呈圆形，粗细不一。辨认轴突、髓鞘及施万细胞核。能看到郎飞结吗？

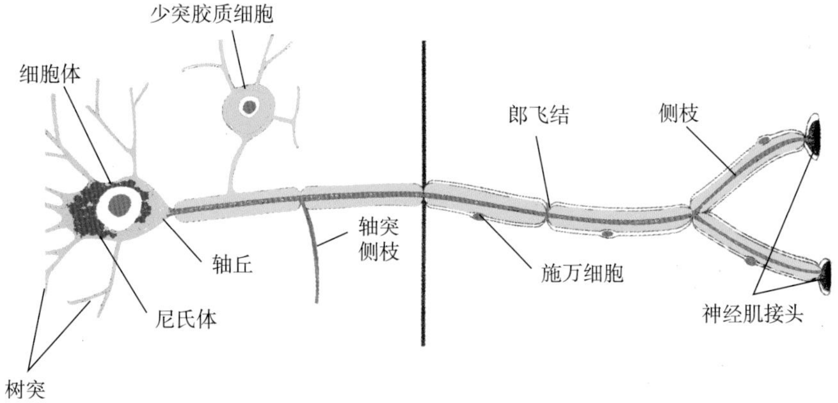

图 6－2　有髓神经纤维

二、 阅读电镜照片

1. 神经元核周部

观察要点：核周部含有大量平行排列的粗面内质网（RER）和游离核糖体，共同构成了光镜下的尼氏体，胞体中还有溶酶体、线粒体和高尔基复合体（图6－3）。

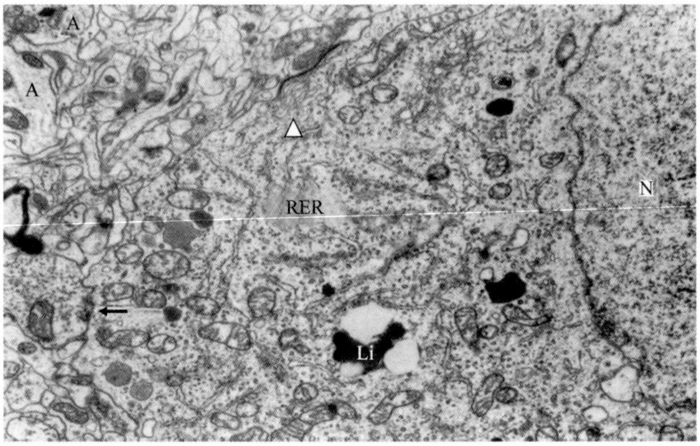

图 6－3　神经元核周部

A：轴突；N：胞核；↑：突触；Li：脂褐素；△：高尔基体。

2. 有髓神经纤维横切面

观察要点：中间浅色处为轴突（A），包在轴突外的是髓鞘（M），髓鞘是施万细胞的细胞膜反复缠绕于轴突外形成的多层结构，电子密度高（黑色）（图 6－3）。

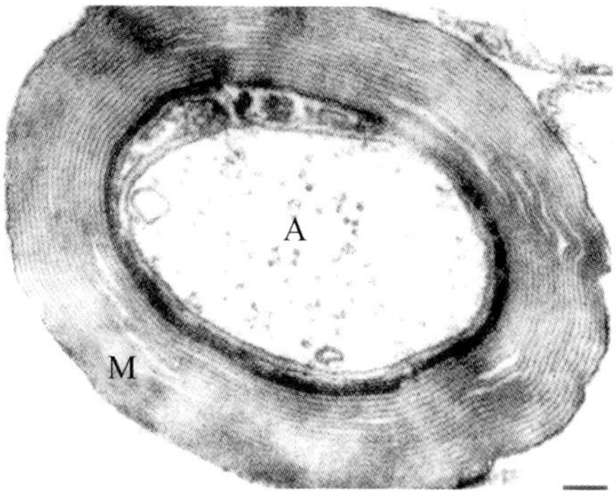

图 6－3　有髓神经纤维横切面

3. 无髓神经纤维横切面

观察要点：可见一个大而圆的施万细胞核（SN），一个施万细胞包裹许多条轴突（A）（图 6－4）。

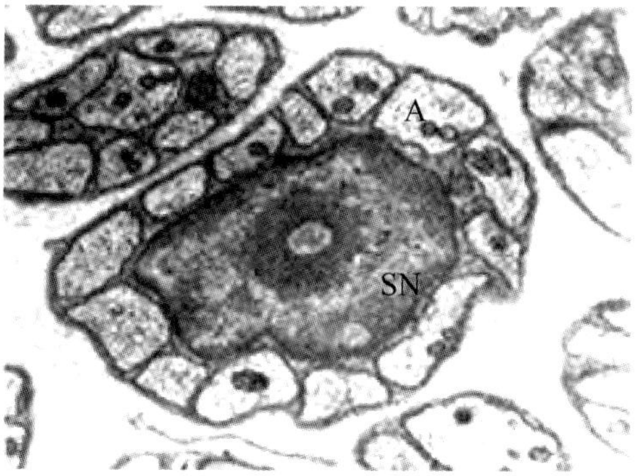

图 6－4　无髓神经纤维横切面

4. 有髓神经纤维纵切面

观察要点：可见有髓神经纤维纵切面的郎飞结（△）。中间浅色处为轴突（A），包在轴突外的是施万细胞的细胞膜反复缠绕于轴突外形成的多层结构(M),电子密度高(黑色)。轴突内可见少量突触小泡(↑)(图 6-5)。

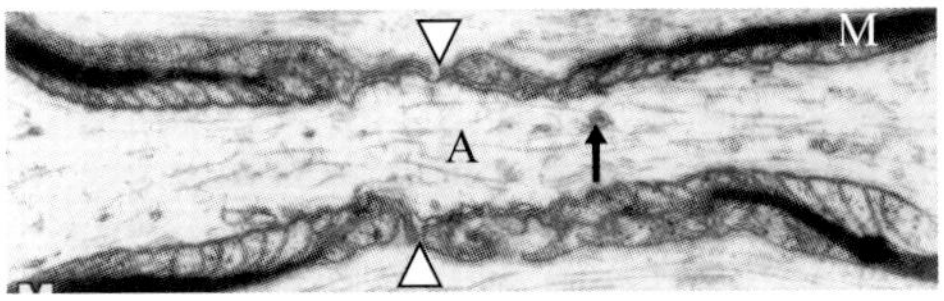

图 6-5 有髓神经纤维纵切面

5. 化学突触

观察要点:可见球状膨大的突触前成分(突触小体),内含圆形透明的突触小泡。突触前膜(SB)和后膜(S)略增厚,胞质面有致密物质附着(↑)。突触前膜分布有排列规则的致密突起,其间可见突触小泡分布(图 6-6)。

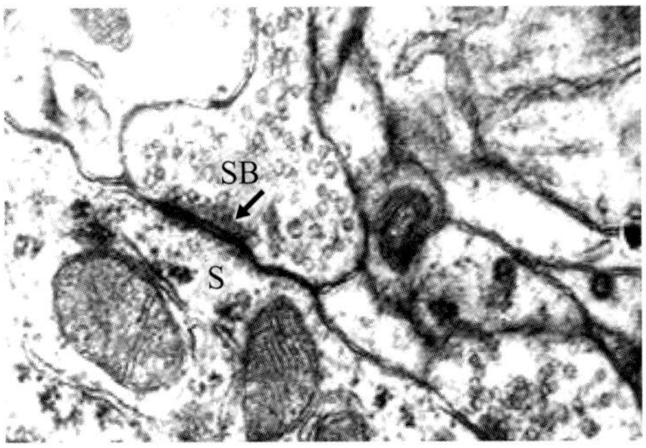

图 6-6 化学突触

三、课堂讨论

（1）绘制一多极神经元的模式图，说明各部分的结构名称。
（2）神经元、神经纤维、神经原纤维及神经的定义和关系如何？
（3）神经胶质细胞主要有哪些种类？
（4）说明化学突触的信息传递过程。

四、绘图

绘图：多极神经元；有髓神经纤维的纵、横切面。

1. ________	2. ________	3. ________	4. ________
5. ________	6. ________	7. ________	8. ________

名称：________________

取材：________________ 染色方法：________________

放大倍数：________________ 作图日期：________________

第七章

神经系统

掌握 运动终板的结构特点。

一、 观察切片

1. 大脑(cerebrum)

切片：38[#]。

取材：人的大脑。

染色：HE 染色。

(1) 肉眼 表面染色深的为皮质,深部染色浅的为髓质。

(2) 低倍 在皮质中,锥体细胞排列方向与皮质表面垂直,且分为多层。星形胶质细胞较小,在灰质和白质中均有,胞体呈多边形。自胞体向四周发出几根突起,每根突起都较粗,还可分出数根更细的分支。

低倍镜下观察皮质,从表层向下分 6 层。

1) 分子层：紧靠软脑膜,神经元小而少,核小,呈圆形。

2) 外颗粒层：细胞密集,多为小型的星形细胞。

3) 外锥体细胞层：多由中、小型锥体细胞和星形细胞组成。

4) 内颗粒层：细胞密集,多数是星形细胞。有些部位此层不明显。

5) 内锥体细胞层：主要由中型和大型锥体细胞组成。

6) 多形细胞层：以梭形细胞为主,还有锥体细胞和颗粒细胞。

(3) 高倍 锥体细胞胞体呈三角形。自胞体顶端发出 1 个粗大的主干树突,走向大脑表面。

2. 小脑(cerebellum)

切片：59#。

取材：人的小脑。

染色：HE 染色。

(1) 肉眼　小脑表面的横沟把小脑分成许多凸凹不平的叶片，叶片中蓝色而厚薄不一的窄带是皮质颗粒层，由此向外的粉红色区域是浦肯野细胞层和分子层。

(2) 低倍　观察软脑膜、分子层、浦肯野细胞层和颗粒层(图 7－1)。颗粒层向内的粉红色区域为髓质。

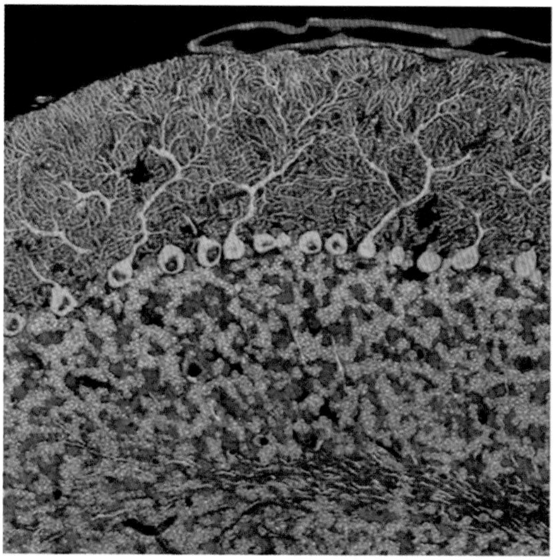

图 7－1　小脑分层

1) 分子层：较厚，细胞少，主要有浅层的星形细胞和深层的篮状细胞。

2) 浦肯野细胞层：含一层浦肯野细胞。

3) 颗粒层：由密集的颗粒细胞和高尔基细胞组成。

(3) 高倍　浦肯野细胞，胞体呈梨形，细胞核大，染色淡，核仁大且明显；粗大的主树突从顶端发出，伸向分子层；轴突细，从细胞底部发出，伸向髓质。浦肯野细胞是小脑皮质唯一的传出神经元。

3. 脊神经节(spinal ganglion)

切片：1#。

取材：人的脊神经节。

染色：HE 染色。

(1) 肉眼　可见标本中央有一椭圆形且颜色较浅的区域为脊神经节神经元细胞密集区。

(2) 低倍　神经节是周围神经系统神经元胞体聚集，外包结缔组织被膜形成的结构。节细胞大小不等，成群分布，为假单极神经元，胞体周围有卫星细胞包裹。神经节内也有神经纤维，多为有髓神经纤维。

(3) 高倍　神经节细胞核呈圆形，位于胞体中央，核仁明显，胞质内的尼氏体呈紫蓝色，且细小分散。有的神经元胞体内可见细小的黄色脂褐质颗粒。神经节细胞胞体周围均有一层小而扁平的神经胶质细胞，为卫星细胞。

4. 交感神经节(sympathetic ganglion)

切片：58#。

取材：人交感神经节。

染色：HE 染色。

(1) 肉眼　呈现均质浅红色。

(2) 低倍　基本结构和脊神经节相似。交感神经节细胞散在且均匀分布，卫星细胞数量较少，不完全地包裹节细胞。节细胞属多极的运动神经元，细胞大小相近，胞体较感觉神经节的细胞小。

(3) 高倍　交感神经节细胞核常偏位于细胞的一侧，胞质内尼氏体呈颗粒状，均匀分布。节内的神经纤维多为无髓神经纤维，较分散。卫星细胞较脊神经节中的卫星细胞更小，更扁。在神经节的一端，可见神经束，这是神经节内的多极神经元的轴突出节后而形成的。

5. 运动终板(motor end plate)

切片：60#。

取材：人骨骼肌压片。

染色：氯化金染色。

(1) 肉眼　可见蓝色纤维状结构。

(2) 低倍　运动终板分布于骨骼肌内，是运动神经元的轴突终末与骨骼肌纤维共同形成的效应器，支配肌纤维的收缩。低倍镜下肌纤维多被压断裂，染色呈灰、紫、黑不等，色浅部位可见黑色的神经纤维束，其末端呈爪状分枝。

（3）高倍　爪状分枝的末端膨大呈卵圆形，贴附于骨骼肌纤维表面，形成运动终板。

二、阅读电镜照片

1. 运动终板

观察要点：运动终板即神经肌突触。电镜下，运动终板处肌纤维细胞膜（突触后膜）凹陷（↑），其上有乙酰胆碱N受体；轴突终末（At）含圆形清亮的突触小泡，内含乙酰胆碱。肌膜与轴突终末之间为突触间隙（图7－1）。

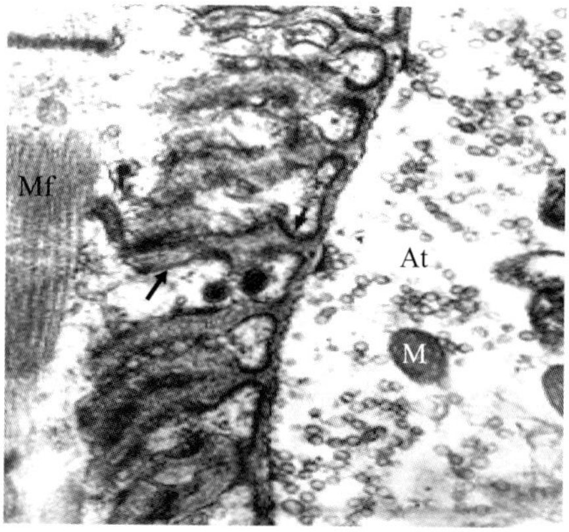

图7－1　运动终板

M：线粒体；Mf：肌原纤维。

三、课堂讨论

（1）简述大、小脑皮质的结构。

（2）简述神经末梢的定义及分类。骨骼肌上有哪几种神经末梢？构造如何？

第八章

血 液

掌握 各类血细胞的结构特点，在光镜下能熟练辨认各类血细胞。

一、观察切片

1. 血液涂片(blood smear)

切片：12#。

取材：正常人血涂片。

标本制作：①采血与制片。用手揉擦耳垂或手指，使局部充血，再用酒精棉球消毒。用已消毒大头针刺入皮肤(不要过深)，使血液自然外流，清洁载玻片一端沾少许鲜血，与另一载片＜30°角接触，此时血液在两载片接触处散开，立即匀速向前推片。待血膜晾干后染色。②染色：用蜡笔在血膜两端画横线(以免染液外溢)→滴瑞氏染液 4～5 滴(盖满血液)染 4～5 min→加等量蒸馏水，再染 5～10 min→自来水冲洗，吸干水分。

染色：瑞氏染色。

(1) 肉眼 血膜薄厚不一，选染色淡部位用低倍观察。

(2) 低倍 在众多红细胞之间散在着一些紫蓝色核的白细胞，选白细胞较多的部位转用高倍镜观察。

(3) 高倍 按一定方向移动载物台，逐步进行观察(图 8－1)。

1) 红细胞(erythrocyte)：数量最多。小而圆，无核，中央色淡，边缘色深。

2) 中性粒细胞(neutrophil)：较多见。胞质呈淡粉红色，其中充满紫

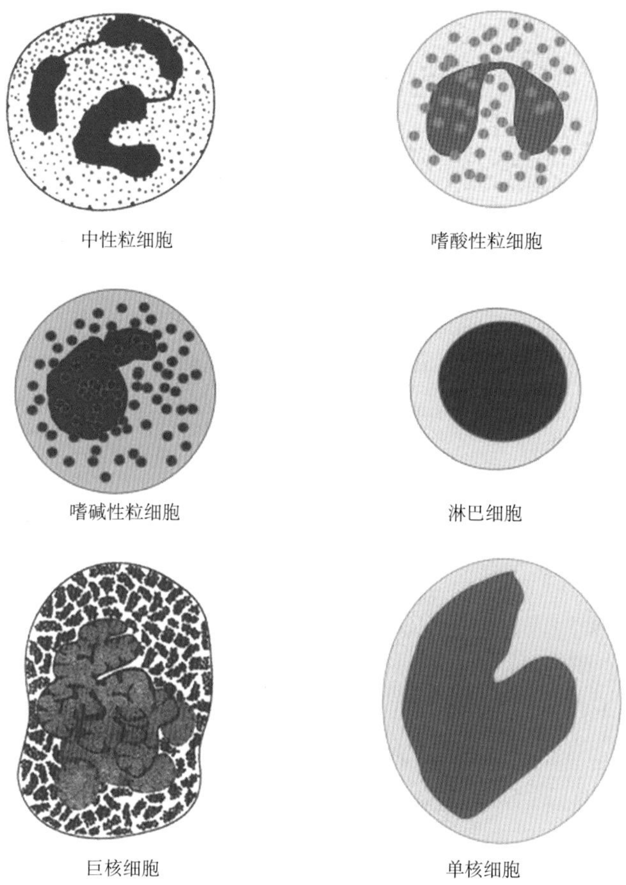

图 8－1　血细胞分类

红色的细小颗粒，分布均匀；核常分 2～5 叶，还可见不分叶的马蹄形杆状核。

3）淋巴细胞（lymphocyte）：小淋巴细胞最多，细胞体积与红细胞相近。核呈圆形，常有一浅凹，着色深蓝；胞质很少，在核周成薄层，着天蓝色。

4）单核细胞（monocyte）：细胞体积最大，胞质多，呈灰蓝色；核着色淡，呈肾形或马蹄形。

5）嗜酸性粒细胞（eosinophil）：数量较少。胞质内可见粗大的橘红色颗粒；核多为两叶，呈“八”字形。

6）嗜碱性粒细胞（basophil）：数量较少，故很难找到。其特征是特殊颗粒大小不一，分布不均，着深紫蓝色；胞核呈“S”形或不规则形，常被颗粒掩盖，不易看清。

7）血小板（blood platelet）：较小且形状不规则，多聚集成群，呈浅蓝色，内含紫色颗粒。

2. 切片中的血细胞

切片：37[#]。

取材：人脾切片。

染色：HE染色。

(1) 低倍　在致密结缔组织构成的脾小梁内寻找一个较大的血管(小梁静脉)，可见血管内含有血细胞，它们的体积比涂片上的血细胞小，是由于在HE染色过程中细胞内液渗出皱缩所致。

(2) 高倍　可见血细胞中分布着红细胞和白细胞，其中白细胞核形态与血涂片中类似。

3. 网织红细胞(示教)

取材：人血涂片。

染色：煌焦油蓝。

油镜：细胞染呈淡蓝色，细胞内有蓝色的小点或网状结构，系残留在胞质中的核糖体。

二、阅读电镜照片

1. 中性粒细胞

观察要点：细胞核呈分叶状，胞质中含有大量的中性颗粒(图8-2)。

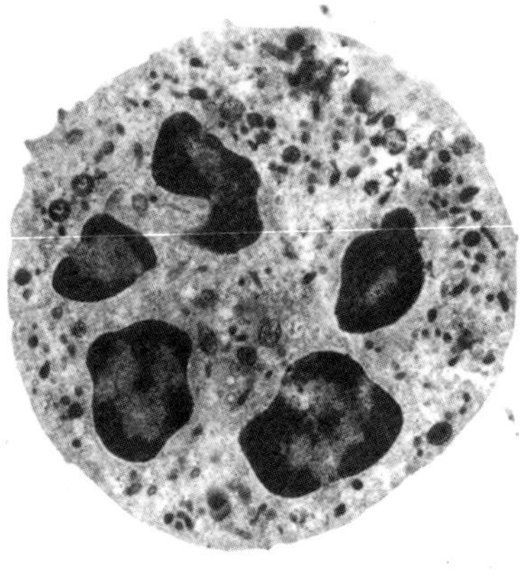

图8-2　中性粒细胞

2. 淋巴细胞

观察要点：细胞核呈椭圆形，一侧有小凹陷；染色质较致密，呈块状；胞质较少，含少量嗜天青颗粒(图 8-3)。

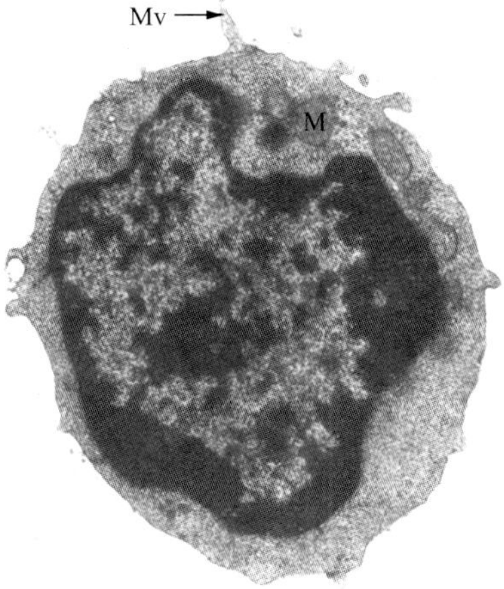

图 8-3　淋巴细胞

M：线粒体；Mv：微绒毛。

3. 单核细胞

观察要点：细胞核呈马蹄形，核常染色质多，着色较浅；胞质丰富，内含许多嗜天青颗粒；细胞表面可见微绒毛(图 8-4)。

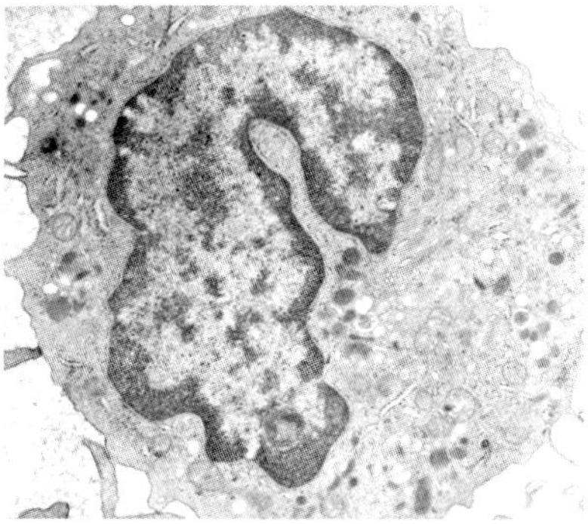

图 8-4　单核细胞

三、 课堂讨论

（1）简述红细胞大小、结构和功能之间的关系。
（2）简要总结各类白细胞的比例、形态特征和功能。

四、 绘图

绘图：血涂片中各类血细胞。

1. ________ 2. ________ 3. ________ 4. ________
5. ________ 6. ________ 7. ________ 8. ________

名称：________________________________
取材：________________ 染色方法：________________
放大倍数：________________ 作图日期：________________

第九章

循环系统

掌握　以中动脉为代表的血管壁3层结构和组成，比较各段血管的结构特点；心脏的3层结构和浦肯野纤维的分布、结构特点。

一、观察切片

1. 心脏(heart)

切片：13#。

取材：人心壁与心瓣膜。

染色：HE染色。

肉眼：标本中染色红的区域即心肌层，心房的心肌层较薄，而心室的心肌层厚。从心壁和心室壁之间伸出的一条带状物为房室瓣。

(1) 低倍　分辨出心内膜、心肌膜及心外膜3层。切片一端边缘平整，染色浅淡的是心内膜；另一端边缘凹凸不平，上皮下有许多脂肪组织与血管的是心外膜；心内膜与心外膜之间为很厚的心肌膜(图9-1)。

(2) 高倍

1) 心内膜(endocardium)：可分为内皮、内皮下层和心内膜下层，但3层界限不明显。在心室处的心内膜下层中，还可见纵横断面的浦肯野纤维(Purkinje fiber)。其结构与心肌纤维相似，但较心肌纤维略短而粗，染色较浅淡，闰盘较发达。

2) 心肌膜(myocardium)：占心壁的绝大部分，由心肌纤维构成。因心肌纤维呈螺旋状排列，大致可分为内纵、中环、外斜3层，故在切

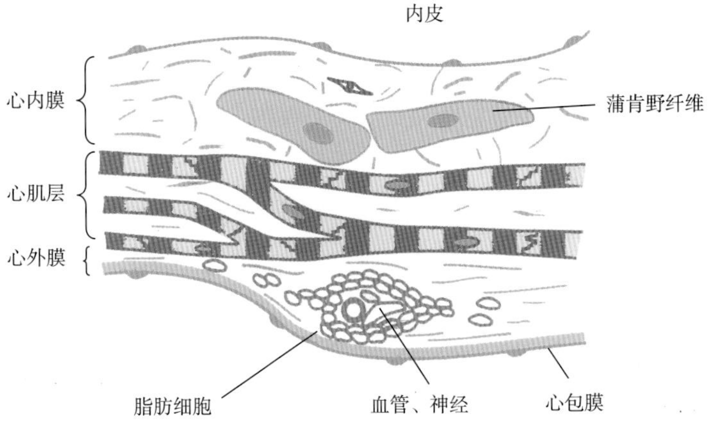

图 9－1 心壁模式图

片中可见到心肌纤维的各种断面。心肌纤维间有较多的结缔组织和丰富的毛细血管。

3）心外膜(epicardium)：较心内膜略厚，为疏松结缔组织，其中含有较多的小血管、神经、淋巴管及脂肪细胞。心外膜表面覆以一层间皮。

4）心瓣膜：表面覆以内皮（大多已脱落），中间为结缔组织，基部与纤维环相连。

2. 中动、静脉(medium-sized artery and vein)

切片：14#。

取材：人股动、静脉横切。

染色：HE 染色。

肉眼：片中有两个伴行的血管横断面，其中，腔小壁厚，形状椭圆的是动脉；腔大壁薄，形状不规则的是静脉。

（1）中动脉

1）低倍：先找出内、外弹性膜，分清内膜、中膜、外膜 3 层结构。

2）高倍：①内膜：为近管腔的一层，很薄，腔面为一层扁平的内皮细胞，一般只见内皮细胞核扁，染色深，并突向管腔；内皮下层为极薄的结缔组织，因制片关系，使内皮细胞核紧贴于内弹性膜之上，内皮下层极难看到。与中膜交界处有一层折光性较强，呈红色波浪状（血管收缩所致）的内弹性膜，内膜和中膜分界明显。②中膜：较厚，主要由数十层环行的平滑肌细胞构成，肌细胞间可见有折光性强，呈波浪状走行的弹性纤维。注意，此层无成纤维细胞。③外膜：厚度与中膜相近，由疏松结缔组织构成，其中含弹性纤维，大多为纵行或螺旋形，故可见纤维的横断面或不规则的条纹状断面。近中膜处有外弹性膜，呈波浪状，着浅红色，不及内弹性膜明显。外膜的结缔组织中还有营养血管和神经。

（2）中静脉　中静脉管壁较中动脉薄，亦可分为3层，但不如中动脉明显。中膜较薄，环形平滑肌少而排列疏松，但结缔组织成分较多。外膜较中膜厚，染色淡，为疏松结缔组织，亦有营养血管和神经。

3. 大动脉(large artery)

切片：15#。

取材：人的主动脉。

染色：HE 染色。

（1）低倍　镜下观察内、中、外膜，与中动脉比较，内皮下层较厚，内、外弹性膜均不明显。为什么？

（2）高倍　重点观察中膜。着色亮红、波浪状弯曲的结构是什么？

4. 小动、静脉(small artery and vein)

切片：16#。

取材：人食管。

染色：HE 染色。

（1）肉眼　标本是食管的横切面，管腔内表面呈紫蓝色为未角化复层扁平上皮，外周呈红色是肌层，两者之间着色浅的部分为疏松结缔组织。在该处找小动脉和小静脉观察。

（2）低倍　寻找伴行的小动脉和小静脉的横切面观察。小动脉管壁厚，腔小而规则，分层较明显，中膜平滑肌较厚。有时较大的小动脉还可见到内弹性膜。小静脉管壁薄，腔较大而不规则，中膜平滑肌薄，腔内常滞留有血细胞。

二、 阅读电镜照片

1. 连续毛细血管(continuous capillary)

观察要点：内皮细胞连续，基膜完整，可见游离面和基底面质膜内陷形成的许多吞饮小泡(图 9－2)。

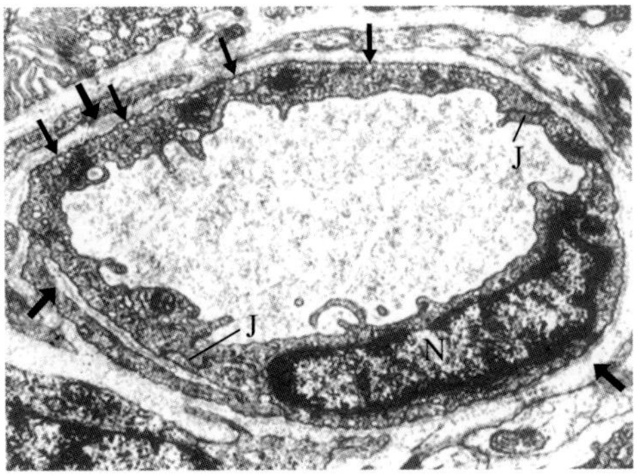

图 9－2 连续毛细血管

↑：连续毛细血管内皮；⬆：基膜；

J：紧密连接；N：内皮细胞核。

2. 有孔毛细血管(fenestrated capillary)

观察要点：内皮细胞不含核的部分很薄，并可见许多窗孔，孔上有隔膜。基底面可见连续的基膜(图 9－3)。

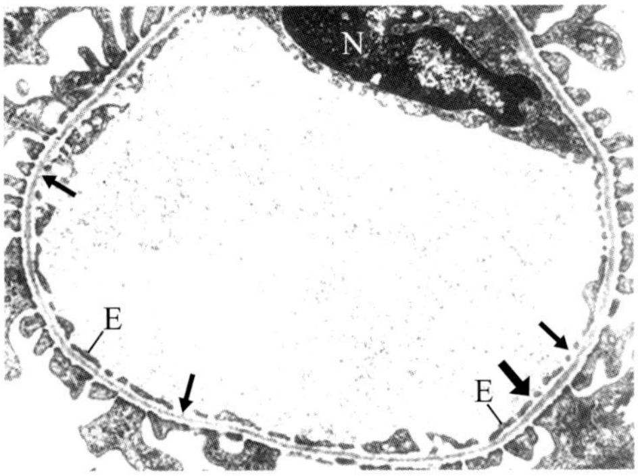

图 9－3 有孔毛细血管

E：有孔毛细血管内皮；↑：内皮孔；

⬆：基膜；N：内皮细胞核。

三、课堂讨论

（1）大动脉和中动脉结构的比较。

（2）心壁的组织学结构特点。

（3）毛细血管的结构、功能和分类。

（4）静脉的结构特点。

四、绘图

绘图：中动脉。

1. ________	2. ________	3. ________	4. ________
5. ________	6. ________	7. ________	8. ________

名称：________________________

取材：________________　染色方法：________________

放大倍数：________________　作图日期：________________

第十章

皮　肤

掌握　表皮和真皮的组织结构；汗腺、皮脂腺和毛的光镜结构特点。

一、观察切片

1. 指皮

切片：33#。

取材：人指掌面皮肤。

染色：HE染色。

(1) 肉眼　标本的一侧表面染成红色，深面染成紫蓝色的为表皮；另一侧染色浅，呈网状为皮下组织；两者之间为粉红色的真皮。

(2) 低倍　分辨表皮、真皮和皮下组织。

1) 表皮：为角化的复层扁平上皮。表面染成红色较厚的是角质层，表皮与真皮交界处凹凸不平。

2) 真皮：位于表皮下方，可分为2层。①乳头层：紧靠表皮，较薄，由结缔组织构成。此层组织向表皮基底面凸出形成许多乳头状隆起，称为真皮乳头。②网状层：在乳头层下方，较厚，由致密结缔组织构成。此层与乳头层无明显界限。

3) 皮下组织(浅筋膜)：位于网状层的深面，由疏松结缔组织和脂肪组织构成。此层与网状层无明显界限。有时可见体积大，扁平细胞呈同心圆排列的环层小体。

(3) 高倍　重点观察表皮的分层(图10-1)及汗腺的结构。

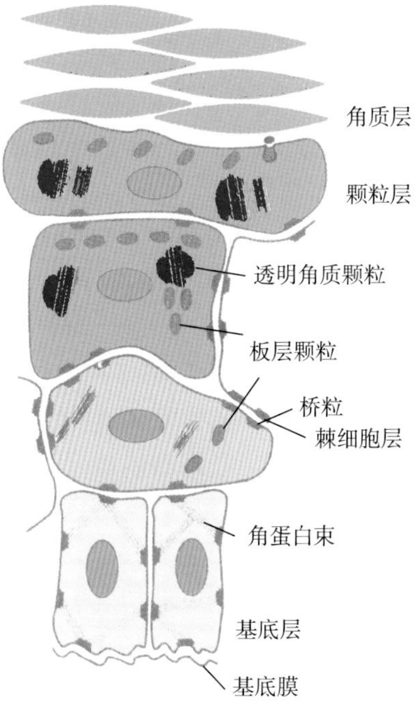

图 10－1　表皮的分层

1）表皮：由基层向表面观察。①基底层：为一层矮柱状的基底细胞，胞质嗜碱性较强。②棘层：为数层多边形细胞，界限清楚，相邻细胞的棘状突起相接形成细胞间桥，此细胞称为棘细胞。③颗粒层：为 3～5 层梭形细胞，胞质内含许多大小不一的蓝紫色颗粒，称为透明角质颗粒。④透明层：为 2～3 层更扁的梭形细胞，核已退化消失，细胞呈透明均质状，胞质染成红色，细胞界限不清。⑤角质层：由许多层角化细胞组成，无核，细胞呈嗜酸性均质状，界限不清。该层有螺旋状的汗腺导管穿行，故呈现一连串的腔隙。

2）真皮：真皮乳头含许多毛细血管或触觉小体，后者为椭圆形，外包结缔组织被囊，内有数层横列的扁平细胞。汗腺是单管腺，由分泌部和导管组成。分泌部位于真皮的深层或皮下组织，由于分泌部盘曲成团，故成群存在。分泌部管径较粗，由单层锥体形细胞围成；腺细胞染色较浅。腺细胞与基膜之间有肌上皮细胞，胞质染色较深，核小而着色较深。导管的管径较细，由 2 层立方上皮细胞构成，细胞小，胞质嗜碱性，染色深。

2. 头皮(scalp)

切片：34#。

取材：人的头皮。

染色：HE 染色。

低倍：区分表皮、真皮和皮下组织。重点观察毛囊、皮脂腺和立毛肌。

1）毛囊：选择一毛囊的纵切面观察。毛囊包裹着毛根，分为 2 层，内层由数层上皮细胞构成，称为上皮根鞘，与表皮相连；外层由致密结缔组织构成，称为结缔组织鞘，与真皮组织无明显分界。毛囊的根部膨大为毛球。基底部有结缔组织突入形成毛乳头，毛乳头周围呈蓝紫色，含较多色素颗粒的为毛母质细胞。

2）皮脂腺：位于毛囊与立毛肌之间，是泡状腺。分泌部为实心的细胞团，外层细胞较小，染色较深，中心细胞体积大、多边形。胞质充满了小脂滴，染色浅，核固缩或消失。导管短，由复层扁平上皮构成，与毛囊上皮相连。

3）立毛肌：位于毛囊与皮肤所在的钝角侧，为一束斜行的平滑肌，它一端附于毛囊，另一端止于真皮乳头层。

3. 体皮(somatoderma)

切片：45#。

取材：人的体皮。

染色：HE 染色。

(1) 低倍　先全面观察标本，分清表皮、真皮、皮下组织，找到皮脂腺和汗腺后换成高倍镜观察。

(2) 高倍　表皮为角化的复层扁平上皮，表皮与真皮乳头层相嵌，交界处起伏不平，故表皮的基膜呈波浪状。厚的表皮从基底面至表面一般可分为 5 层：基底层、棘层、颗粒层、透明层和角质层。本切片为薄皮，故无透明层。

体皮镜下基本结构与头皮相似，但毛发细小、稀少，皮脂腺和立毛肌不如头皮发达。

4. 指甲(nail)

切片：75#。

取材：胎儿指甲。

染色：HE 染色。

(1) 肉眼　着色浅的为指骨的软骨雏形。

(2) 低倍

1) 甲体：为暴露部分，由角化的细胞组成。

2) 甲根：埋于皮内部分。

3) 甲母质：位于甲根的深部，是甲的生长点。

4) 甲床：甲下方的皮肤。

5) 甲后襞：甲根上方的皮肤。

二、阅读电镜照片

人毛发毛干(扫描电镜，图 10－2)

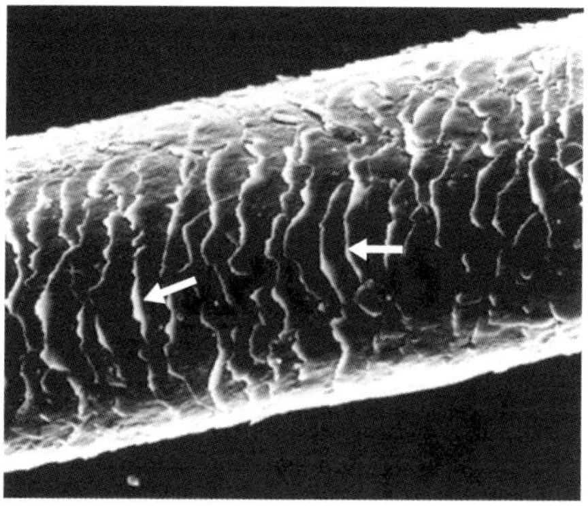

图 10－2　人毛干

↑：为排列规则的毛小皮。

三、课堂讨论

(1) 不同种族间肤色深浅不同的主要原因是什么？

(2) 损伤皮肤表皮会不会出血，为什么？

(3) 皮肤的附属结构包括哪些？

(4) 如何区分体皮、头皮和掌皮？

第十一章

眼和耳

掌握 眼球各部分及内耳的组织结构，了解眼睑各层结构。

一、 观察切片

1. 眼球(eyeball)

切片：47#。

取材：人(或猴)眼球矢状切面。

染色：HE染色。

(1) 肉眼 观察下列各结构的位置关系：巩膜、角膜、脉络膜、睫状体、虹膜、晶状体、前房、前房角、后房。有的切片尚可见到视神经乳头及视神经。

(2) 镜下 按照先低倍后高倍的顺序重点观察下列结构。

1) 眼球前部(图 11-1)：

A. 角膜(cornea)：分为5层。由前向后依次为：①角膜上皮，为复层扁平上皮，基部平坦，不含色素；②前界层，为一粉红色无细胞成分的均质薄膜；③角膜基质，最厚，由多层与表面平行的胶原板层构成，层间有扁平的成纤维细胞；④后界层，与前界层形态相似，但是相对较薄；⑤角膜内皮：为单层扁平或立方上皮。

B. 巩膜(sclera)：质地厚，由大量胶原纤维构成。前部表面有球结膜；巩膜与角膜交界处，可见巩膜向前内侧伸出一较短的嵴状突起，为巩膜距，注意其内侧有小梁网，后端有睫状肌附着。

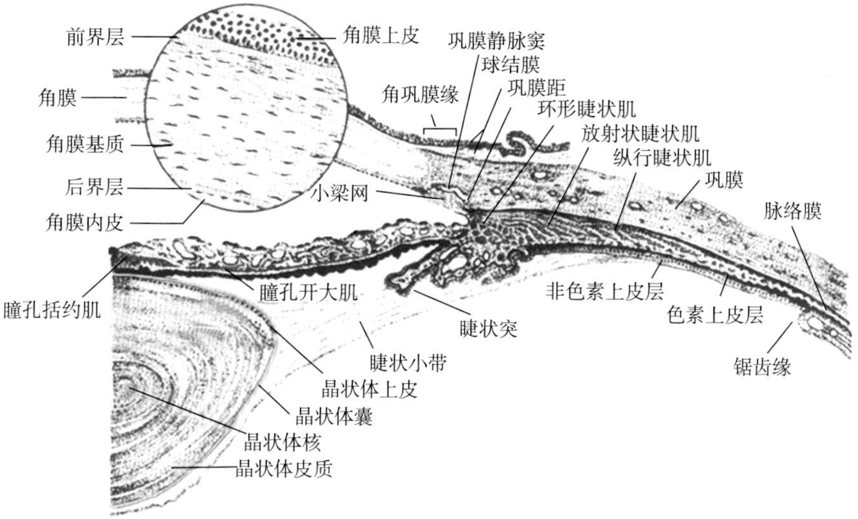

图 11-1 眼球前部示意图

C. 角膜缘(corneal limbus)：是角膜和巩膜相连接的部分。①巩膜静脉窦：位于角膜缘内侧，窦腔较大而不规则，常呈窄长状，窦壁由内皮、不连续的基膜和结缔组织构成。②小梁网：位于巩膜静脉窦内侧，前房角外侧；呈三角形网格状，染色浅，小梁相互交织，小梁表面覆有内皮。

D. 虹膜(iris)：由前向后分为 3 层：①前缘层，覆盖于虹膜前表面，由一层不连续的成纤维细胞和色素细胞组成。②虹膜基质，位于虹膜深部，由疏松结缔组织构成，富于色素细胞和血管。近瞳孔缘处的平滑肌为瞳孔括约肌，因其为环形排列，本片中肌纤维多被横切。③虹膜上皮，位于虹膜后表面，分为 2 层。前层特化为肌上皮细胞为瞳孔开大肌；后层为呈立方形的色素上皮细胞，较大，胞体中充满色素颗粒。

E. 睫状体(ciliary apparatus)：位于虹膜和脉络膜之间，切面呈三角形。前端肥厚且伸出放射状的睫状突，表面有的睫状小带连于晶状体。睫状体内表面衬有视网膜延伸而来的两层立方细胞，为睫状体上皮，外层为色素上皮细胞，内层为非色素上皮细胞。睫状体内尚有大量平滑肌，称为睫状肌。

F. 晶状体(lens)：是位于眼球前部的红色椭圆体，主要观察 3 部分结构：①晶状体囊，位于晶状体表面，染成淡黄色或粉红色的均质薄膜。②晶状体上皮，分布于晶状体前表面、晶状体囊的内侧，为单层立方上皮。③晶状体纤维，组成晶状体实质的大部分。在接近赤道部区域，晶状体上皮细胞由立方形逐渐变成长柱状，最后变成晶状体纤维，中心部的晶状体纤维胞核逐渐消失，融合成均质状。

2）眼球后部　由外而内分为 3 层。

A. 巩膜：同上所述。

B. 脉络膜：是富含血管及色素细胞的疏松结缔组织。与视网膜相贴的最内层为均质、粉染的玻璃膜。

C. 视网膜：位于脉络膜内侧，由外而内分为 4 层：①色素上皮层，由单层立方色素上皮细胞构成。上皮基底部紧贴玻璃膜；核圆，胞质内可见许多棕黄色黑素颗粒，细胞顶部有突起伸入视细胞外突之间。制片时，此层极易与视细胞层分离。②视细胞层，此层中部，大量视细胞核密集排列，核小而圆，深染，视杆细胞与视锥细胞形态不易区分。③双极细胞层，此层中部有大量的细胞核聚集排列，但比视细胞层薄而稀疏，不能分辨胞体和突起，也无法分辨各种细胞。④节细胞层，此层中稀疏的节细胞核排列于一个水平，核较大，细胞界限不清，玻璃体侧可见水平走行的节细胞轴突。此层内可见小血管，为视网膜中央动、静脉的分支。

2. 眼睑(eyelid)

切片：48#。

取材：人眼睑矢状切面。

染色：HE 染色。

（1）肉眼　切面呈长三角形，稍弯曲，凸侧紫蓝色边缘为皮肤，凹侧紫蓝色边缘为睑结膜，两者相交处为睑缘，可见睫毛。

（2）低倍　从皮肤面向睑结膜面依次观察下列结构：

1）皮肤：较薄，睑缘处有粗毛即为睫毛，睫毛根部的皮脂腺为睑缘腺（Zeis 腺），此处可见一种大汗腺为睫腺（又称 Moll 腺），腺上皮细胞为单层立方形，管腔较大。

2）皮下组织：为薄层的疏松结缔组织。

3）肌层：主要为骨骼肌（眼轮匝肌）横切面。

4）睑板：由致密结缔组织构成，紧贴睑结膜。内含有许多平行排列的分支管泡状皮脂腺，称睑板腺，开口于睑缘。

5）睑结膜：较薄，上皮为复层柱状，在睑缘处逐渐变成复层扁平上皮。

3. 耳蜗

切片：49#。

取材：豚鼠内耳。

染色：HE 染色(预先经过酸液脱钙处理)。

肉眼：此标本是经过耳蜗蜗轴的纵切面。在切片中央,有一着色深红的锥形蜗轴,其两侧各有几个卵圆形的切面为蜗管。

(1) 低倍

1) 蜗轴：由松质骨构成,底宽顶窄,其中的腔隙内可见骨髓、血管和粗大的耳蜗神经;蜗轴的骨组织向外延伸形成骨螺旋板,骨螺旋板根部有成群的神经元胞体,即耳蜗神经节。

2) 蜗管：位于蜗轴两侧,切面呈卵圆形。豚鼠的蜗管围绕蜗轴走行 3 周半,故至少可见 6 个骨蜗管的切面。选择一个结构较完整者观察。注意蜗管的 3 个壁：上壁为前庭膜,下壁为骨螺旋板与基底膜,外侧壁为螺旋韧带,其复层上皮中有血管纹。耳蜗管被分为 3 部分：骨蜗管中部呈三角形的为膜蜗管,前庭膜上方为前庭阶,膜螺旋板下方为鼓室阶。

(2) 高倍

1) 膜蜗管：前庭膜中间为薄层结缔组织,两面覆以单层扁平上皮。外侧壁上皮为复层柱状,内含毛细血管,故称血管纹。下壁骨螺旋板起始部骨膜增厚,突入膜蜗管形成螺旋缘(图 11－2)。由表面上皮细胞分泌形成红色均质性盖膜,覆盖在螺旋器上方。

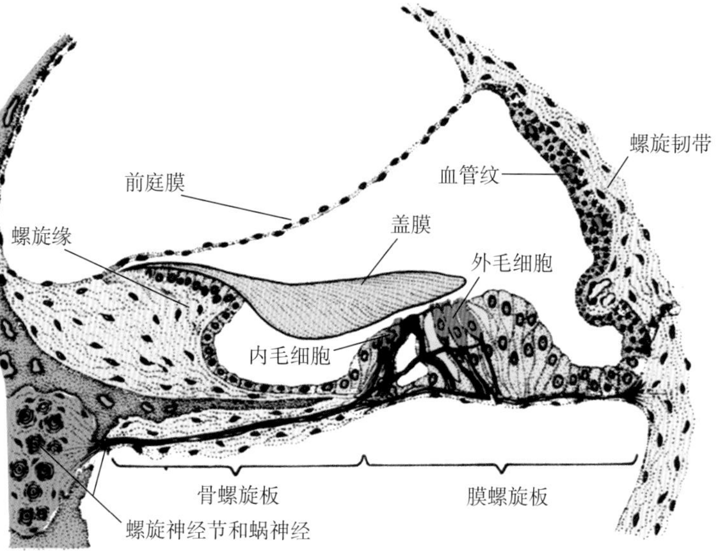

图 11－2　膜蜗管和螺旋器模式图

2）螺旋器：基底膜连接于骨螺旋板和螺旋韧带之间，由 3 层结构组成，中间为固有层，下方为单层扁平上皮，蜗管面的上皮有较厚的膨隆结构，称为螺旋器。螺旋器内有支持细胞和毛细胞，其中支持细胞核圆，胞质染色淡红，分为柱细胞和指细胞。柱细胞排列为内、外两行，基底部较宽，与顶部相互连接，胞体中部细长，彼此分离，从而形成三角形的内隧道。内柱细胞的内侧（蜗轴侧）有一个内指细胞，外柱细胞的外侧有 3～4 个外指细胞。指细胞核圆，位于中部，细胞界限不清。在每个指细胞上方都有一个毛细胞，呈烧瓶形或柱状，核圆居中，胞质着色较红，有的细胞顶端可见静纤毛。有时可见粉红色均质的盖膜，位于毛细胞上方，常因制片原因向上卷曲。

4. 囊斑（示教）

取材：豚鼠内耳。

染色：HE 染色。

高倍：球囊或椭圆囊一侧囊壁黏膜显著增厚，形成圆斑状隆起即囊斑，高倍镜下可见囊斑上皮分为毛细胞（细胞大，胞质着色浅）和支持细胞（细胞小，胞质着色深），但是不易区分，上皮下方有薄层结缔组织。

5. 壶腹嵴（示教）

取材：豚鼠内耳。

染色：HE 染色。

高倍：膜半规管的壶腹部一侧黏膜显著增厚，向腔内凸出形成嵴状隆起，即为壶腹嵴。高倍镜下可见上皮分为毛细胞（细胞大，胞质着色浅）和支持细胞（细胞小，胞质着色深）。上皮表面有灰红色圆顶形胶质，即壶腹帽。

二、阅读电镜照片

视杆和视锥细胞

观察要点：视杆细胞（rod cell，RC）的外节由板层状膜盘构成，内外节之间连接处胞质内含连接纤毛（↑），内节胞质中还可见中心粒、线粒体等（图 11－1）。视锥细胞（cone cell，CC）的外节也由板层状膜盘构成（图 11－2）。内节胞质中可见发达的线粒体，近内节处膜盘外无细胞膜。

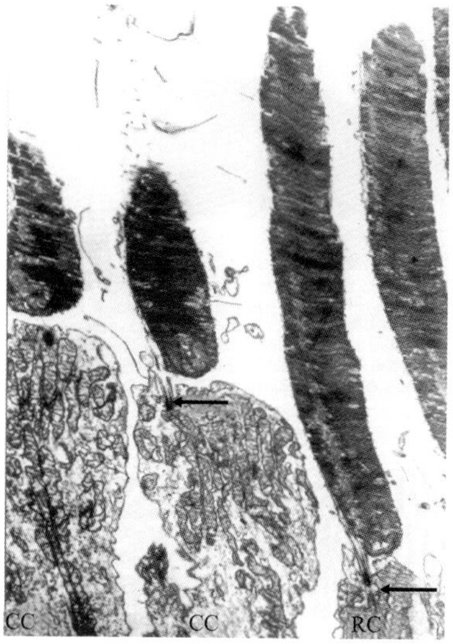

图 11-1 视杆细胞

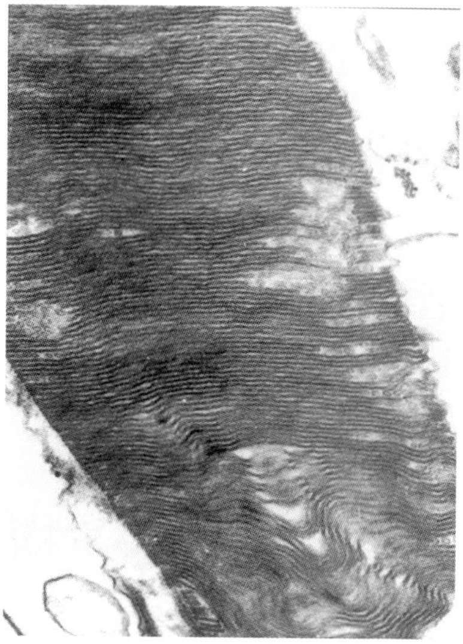

图 11-2 视锥细胞

三、 课堂讨论

（1）角膜的结构特点是什么？

（2）简述螺旋器的位置、结构和功能。

第十二章

免疫系统

掌握 淋巴结、脾和胸腺的组织结构，并比较三者间的异同点。

一、观察切片

1. 胸腺(thymus)

切片：61#。

取材：人胸腺(幼儿)。

染色：HE染色。

(1) 肉眼 表面有薄层粉红色被膜，内部呈现大小不等的小叶，小叶周边深紫蓝色为皮质，中央色浅为髓质。

(2) 低倍 薄层结缔组织被膜，结缔组织伸入实质形成小叶间隔，小叶间隔内可见血管。胸腺小叶周边皮质着色深紫蓝色，小叶深部着色浅，为髓质，各小叶髓质相互连续(图12-1)。

(3) 高倍 观察皮质和髓质内的结构。

1) 皮质：由大量的胸腺细胞(即处于不同发育阶段的T细胞)和少量的胸腺上皮细胞组成，胸腺上皮细胞核较大，卵圆形，染色较浅，细胞分界不清。

2) 髓质：含有较多的胸腺上皮细胞和少量的淋巴细胞。可见大小不等的圆形小体即胸腺小体，由多层胸腺上皮细胞呈同心圆状排列而成，小体中央细胞退化呈均质状。注意区分胸腺小体和充血的血管。

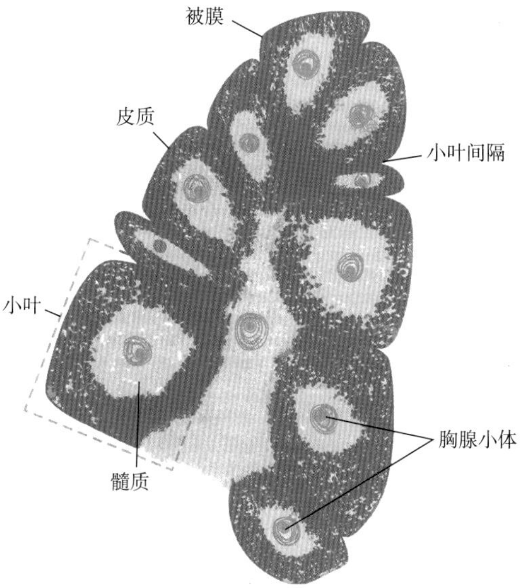

图 12-1　胸腺模式图

2. 淋巴结(lymph node)

切片：36$^{\#}$。

取材：人淋巴结。

染色：HE 染色。

(1) 肉眼　淋巴结为黄豆大小的实质性器官，凹陷一侧为淋巴结门，皮质着色深紫蓝色，位于被膜下的浅表部位，深部髓质着色稍浅，且与淋巴结门相连。

(2) 低倍　观察整个组织，识别被膜、小梁、皮质和髓质(图 12-2)，然后分别仔细观察各部组织结构。

1) 被膜：由薄层致密结缔组织构成，被膜内可见多个输入淋巴管的断面，偶见瓣膜。在淋巴结门部除可见血管外，还可见输出淋巴管，其瓣膜向外开放。被膜的结缔组织伸入实质内，形成小梁。

2) 皮质：位于被膜下方，由浅层皮质、副皮质区及皮质淋巴窦构成。皮质淋巴窦分为被膜下淋巴窦和小梁周窦，分别紧贴于被膜下方及小梁周围。被膜下淋巴窦下方为浅层皮质，可见多个卵圆形的小体，即为淋巴小结。寻找一个具有明显生发中心的淋巴小结，生发中心即位于淋巴小结中央，着色较其周围浅，可分为外侧的明区和内侧近副皮质区的暗区。在与生发中心相邻，覆于淋巴小结近被膜一侧，可见着色较深的小结帽。

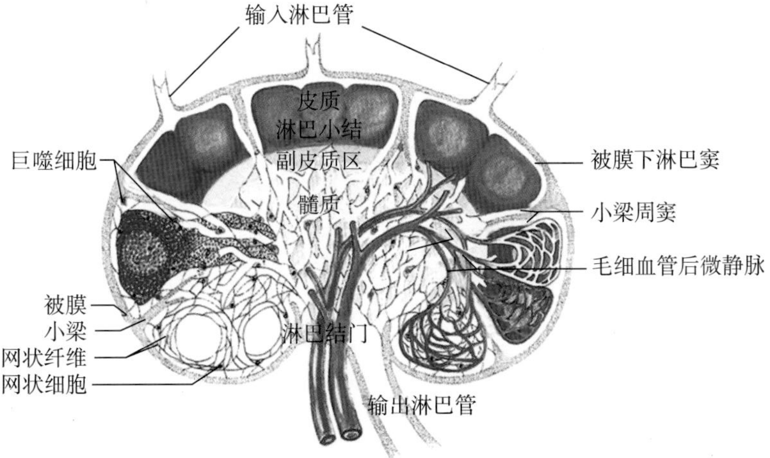

图 12-2 淋巴结模式图

皮质的深层为副皮质区，也称为胸腺依赖区，为弥散的淋巴组织。

3）髓质：位于淋巴结的深部，由髓索和髓窦组成。髓索为髓质内的条索状淋巴组织，着色较深，可见血管。髓窦穿行于髓索和小梁之间，少部分与皮质淋巴窦相连。

（3）高倍　于副皮质区内观察毛细血管后微静脉，于细胞较稀疏的髓质淋巴窦内观察网状细胞和巨噬细胞。

1）毛细血管后微静脉：于副皮质区内，可见由低立方的内皮细胞围成的管腔，腔内有时可见淋巴细胞，即为毛细血管后微静脉，是淋巴细胞再循环中淋巴细胞从血液返回淋巴组织的通道。

2）网状细胞：细胞有突起，分界不清；胞质染成粉红色；核卵圆形，着色浅，核仁明显。

3）巨噬细胞：体积较大，细胞轮廓清楚；胞质着色深红；细胞核较网状细胞核小而着色深。

3. 脾(spleen)

切片：37#。

取材：人脾。

染色：HE 染色。

（1）肉眼　粉红色外缘为被膜，实质中可见大小不一的紫蓝色区域，即为白髓，白髓间即为红髓。为何命名为“白髓”和“红髓”？

（2）低倍　被膜较厚，由致密结缔组织构成，并含有平滑肌纤维。被膜伸入实质形成小梁，小梁呈块状或条索状分散于实质内（图 12－3）。小梁内有小梁动、静脉，小梁静脉为腔大壁薄的血管，常充满血细胞。实质分白髓和红髓。

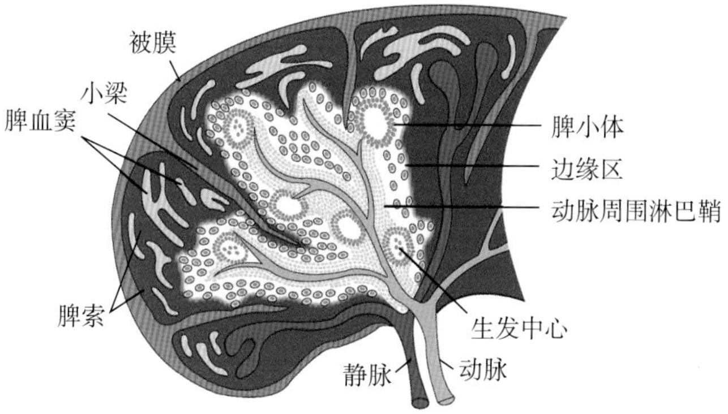

图 12－3　脾模式图

1）白髓（white pulp）：由密集的淋巴组织构成，故染成蓝紫色。白髓由动脉周围淋巴鞘和脾小体构成。包绕在中央动脉及其分支周围的淋巴组织即为动脉周围淋巴鞘，故中央动脉位于淋巴鞘的中央。脾小体是偏在中央动脉一侧的淋巴小结，因此也位于动脉周围淋巴鞘的一侧，呈圆球形，有的可见生发中心。

2）红髓（red pulp）：除小梁和白髓外皆为红髓，因含有丰富的血细胞，故呈现红色。仔细观察红髓内有许多小腔隙，即为脾血窦的腔，腔内可见血细胞。脾血窦之间的结构即为脾索。

（3）高倍　观察红髓。

1）脾血窦：由长杆状内皮细胞围成，由于切片中长杆状内皮细胞常被横切，因而切到内皮细胞核时，核呈圆形，突向窦腔。

2）脾索：位于脾血窦之间的条索状淋巴组织。为什么这里有许多血细胞呢？

4. 腭扁桃体（palatine tonsil）

切片：35#。

取材：人腭扁桃体。

染色：HE 染色。

低倍：标本一侧为未角化的复层扁平上皮，上皮向深部固有层内凹陷形成隐窝。上皮下方和隐窝周围有许多淋巴小结及弥散淋巴组织。隐窝深部的复层扁平上皮内常有淋巴细胞、巨噬细胞和浆细胞。

5. 骨髓切片(bone marrow)

切片：62#。

取材：人骨髓。

染色：HE 染色。

高倍：骨髓内有丰富的血窦和许多脂肪细胞。血窦为不规则腔隙，有的腔内有血液，在血窦之间为幼稚的血细胞，其中巨核细胞体积最大，核分叶，其他血细胞不易分辨。

二、阅读电镜照片

1. 脾血窦(扫描电镜)

观察要点：脾血窦由长杆状内皮细胞(EC)围成，窦腔内可见巨噬细胞(M)、中性粒细胞(N)(图 12－4)。

2. 血胸屏障

观察要点：血胸屏障由连续性毛细血管、内皮基膜、血管周隙(内含巨噬细胞，此图未见)、上皮基膜、胸腺上皮细胞(R)的突起(↑)构成，保证了胸腺细胞(L)的正常发育(图 12－5)。

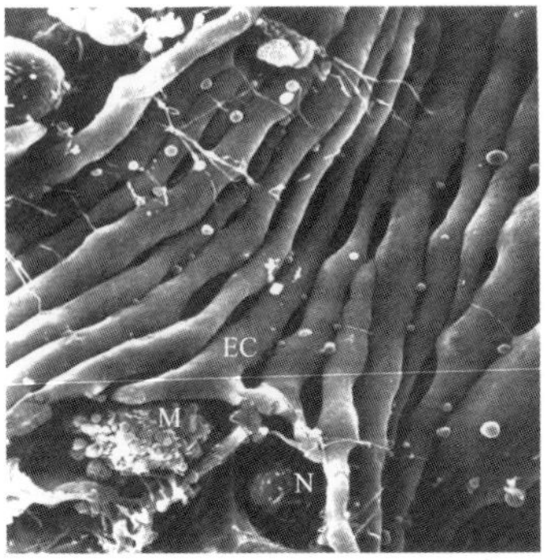

图 12－4 脾血窦

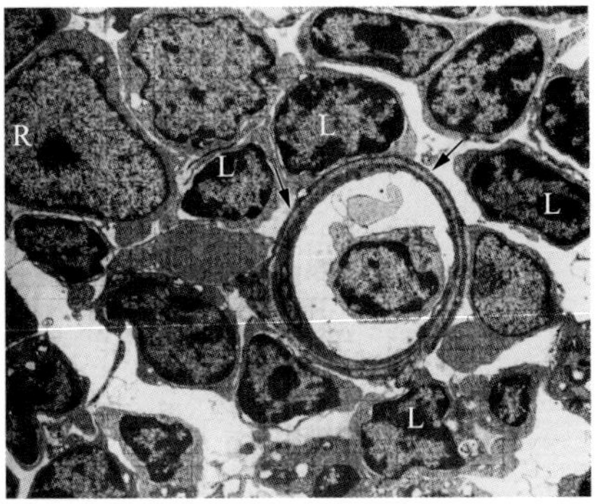

图 12－5 血胸屏障

三、 课堂讨论

(1) 淋巴结和脾的基本成分是什么？两者结构有何区别？

(2) 试述胸腺的组织学结构及与功能的关系。

(3) 简述 B、T 淋巴细胞的起源及其在周围淋巴器官内的分布情况。

四、 绘图

绘图：淋巴结。

1. ________　**2.** ________　**3.** ________　**4.** ________

5. ________　**6.** ________　**7.** ________　**8.** ________

名称：________________________

取材：________________　染色方法：________________

放大倍数：________________　作图日期：________________

第十三章

内分泌系统

掌握 各内分泌腺的结构特征。

一、观察切片

1. 甲状腺(thyroid)

切片：30#。

取材：人甲状腺。

染色：HE染色。

(1) 低倍 可见薄层结缔组织被膜,腺实质内有大量含有粉红色均质状胶质的滤泡(follicle)。滤泡间为结缔组织和丰富的血管(图13-1)。

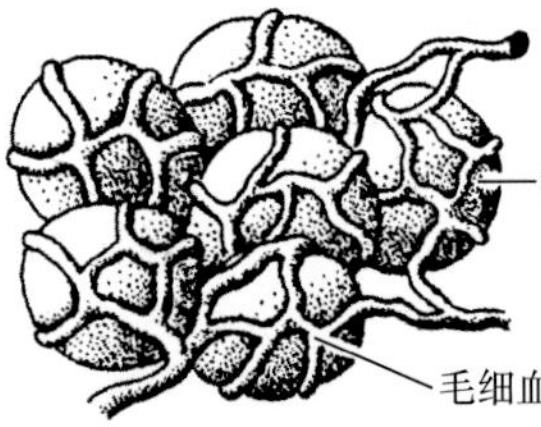

图13-1 甲状腺滤泡模式图

(2) 高倍 滤泡壁由单层立方的滤泡上皮细胞围成。滤泡腔内粉红色均质状胶质为甲状腺球蛋白,胶质与滤泡上皮细胞之间常有空泡状结构,是由于胶质被上皮细胞吸收或制片所致。滤泡间结缔组织内有丰富的毛细血管。滤泡间或滤泡上皮细胞之间有滤泡旁细胞,单个或成群存在,细胞体积大,呈卵圆形或多边形,核较大,胞质染色淡。

2. 甲状旁腺(parathyroid)

切片：44#。

取材：人甲状旁腺。

染色：HE 染色。

（1）低倍　可见薄层结缔组织被膜，腺实质内大量腺细胞密集排列成团、成索状，并可见少量脂肪细胞。

（2）高倍　腺细胞中主细胞占绝大多数，细胞体积小，胞质染色较浅。嗜酸性细胞分布在主细胞之间，散在或成群，细胞体积稍大，胞质较红，核较小，染色深。

3. 肾上腺(adrenal gland)

切片：31#。

取材：人肾上腺。

染色：HE 染色。

（1）肉眼　为完整的肾上腺切片，大致呈三角形或半月形，周围大部分为皮质，着红色，中央为髓质，着紫蓝色。

（2）低倍　可见薄层结缔组织被膜，被膜下为皮质，由表及里分为球状带、束状带和网状带（图 13－2）。皮质与深部的髓质无明显界限。髓质细胞排列成团、成索状，髓质中央可见中央静脉。

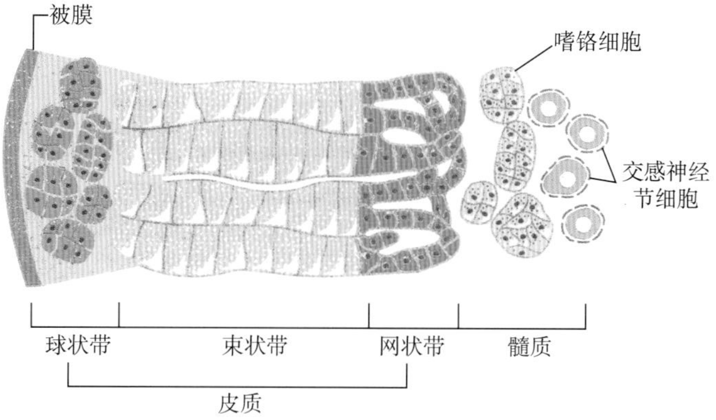

图 13－2　肾上腺模式图

（3）高倍　皮质的 3 个带分界不清。球状带位于被膜下，较薄，细胞体积较小，成球团状排列；束状带较厚，细胞排列成束，细胞体积大，染色浅，胞质内含有脂滴，制片时溶解呈空泡状，细胞索间有血窦；网状带位于皮质深层，细胞排列成网状，染色较红，网眼内为血窦。髓质由嗜铬细胞组成，细胞着蓝紫色，不能看到嗜铬颗粒，排列成索团状，之间有丰富的血窦；有时可见散在的交感神经节细胞，其细胞体积大，胞质呈蓝紫色，核大而圆，染色浅，核仁明显；髓质内见中央静脉及其分支，腔大且管壁厚薄不均，管壁厚处可见纵行平滑肌束。

4. 脑垂体(pituitary gland)

切片：32#。

取材：人脑垂体矢状切面。

染色：HE 染色。

(1) 肉眼　为完整的脑垂体矢状切面，大致呈椭圆形，染色较深红的一侧为远侧部，即腺垂体；染色较浅的一侧为神经部，即神经垂体(图 13-3)。有的切片可见有结节部和漏斗。

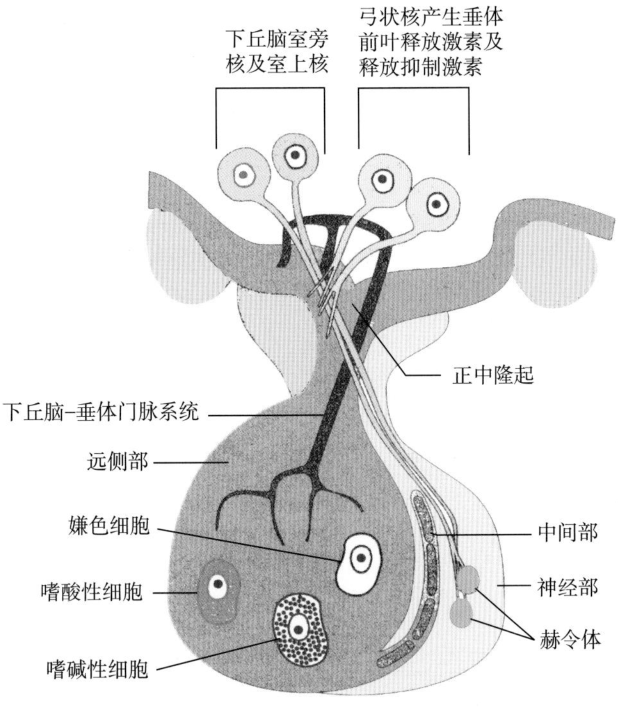

图 13-3　垂体模式图

(2) 低倍　薄层结缔组织被膜，被膜下实质主要有 3 部分。远侧部的腺细胞排列成团、成索状，细胞着色不一，细胞之间有丰富的血窦。中间部有几个大小不一的滤泡。神经部染色较浅，主要由无髓神经纤维和神经胶质细胞构成。

(3) 高倍　远侧部的腺细胞可分为 3 种，其中嗜酸性细胞的胞质红色；嗜碱性细胞数量较少，胞体较大，胞质染成紫蓝色；嫌色细胞数量最多，体积小，胞质染色较淡，细胞分界不清。神经部内的无髓神经纤维为淡紫蓝色的细丝，排列不规则。垂体细胞(即神经垂体内的神经胶质细胞)核小而圆，胞质少，有的含有黄褐色颗粒。神经部内有散在的大小不等的淡红色均质小体，边界清楚，称为赫令体，为下丘脑视上核和室旁核的神经内分泌细胞的长轴突内分泌颗粒聚集成团所致的轴突局部和终末膨大。神经部内可见窦状毛细血管及其中的红细胞，红细胞为着橘红色、大小均一的小圆点，折光性强，注意与赫令体区别。

二、阅读电镜照片

1. 含氮类/肽类激素分泌细胞

观察要点：胞质内高尔基复合体、粗面内质网和分泌颗粒发达(图 13-3)。

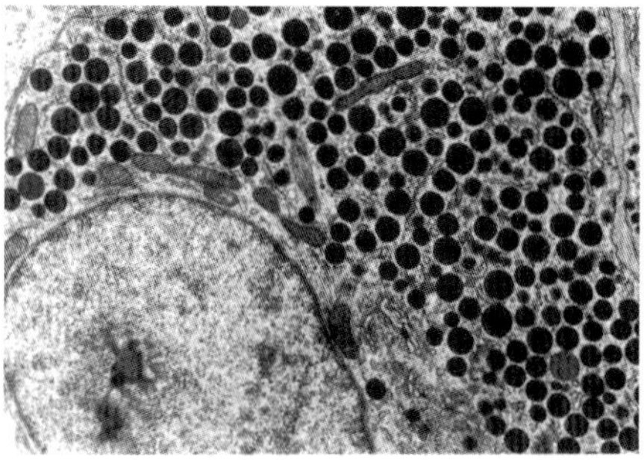

图 13-3　含氮类/肽类激素分泌细胞

2. 类固醇类激素分泌细胞

观察要点：胞质内滑面内质网、脂滴(Li)和管状嵴线粒体(Mi)丰富(图13-4)。

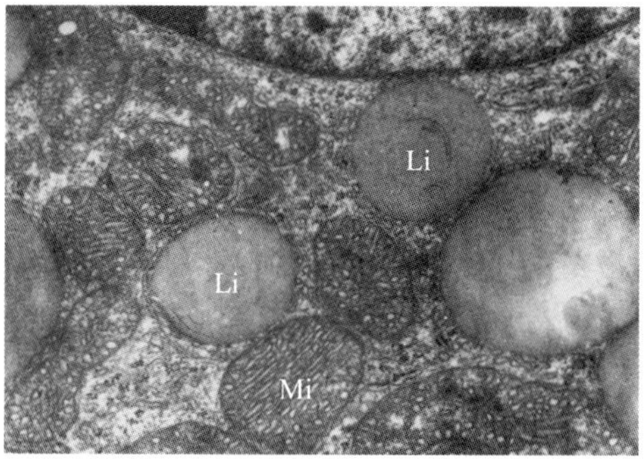

图 13-4　类固醇类激素分泌细胞

3. 肾上腺皮质细胞

观察要点：肾上腺皮质均为类固醇类激素分泌细胞，可见细胞内线粒体(M)、溶酶体(Ly)和脂滴(Li)。图中亦可见毛细血管(Cap)(图 13－5)。

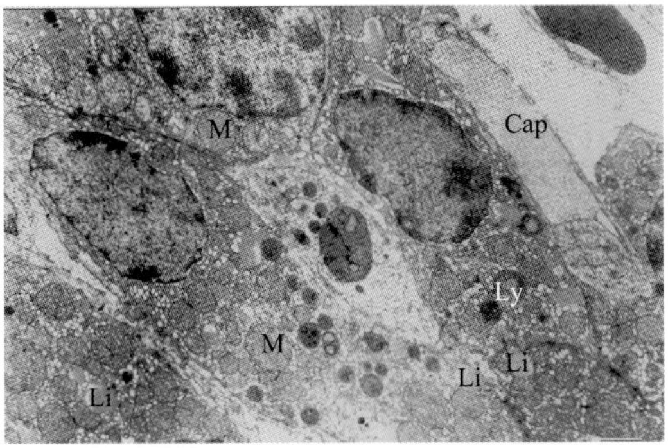

图 13－5　肾上腺皮质细胞

三、课堂讨论

（1）腺垂体有哪几种细胞？各分泌什么激素？与下丘脑和其他内分泌腺有何关系？

（2）下丘脑与脑垂体在结构和功能上有着怎样的联系？

四、绘图

绘图：腺垂体。

1. ________　2. ________　3. ________　4. ________

5. ________　6. ________　7. ________　8. ________

名称：________________

取材：________________　染色方法：________________

放大倍数：________________　作图日期：________________

第十四章

消化管

掌握 消化管的各层结构，以黏膜层结构为主；分清消化管各段的结构特点，并对比它们之间的异同。

一、观察切片(图 14-1)

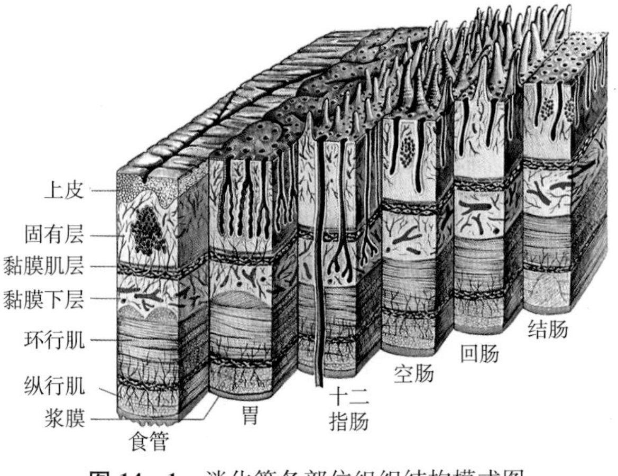

图 14-1 消化管各部位组织结构模式图

1. 舌(tongue)

切片：63[#]。
取材：人的舌根。
染色：HE 染色。

(1) 肉眼　标本为红色块状,呈不规则形。

(2) 低倍　可见舌由舌黏膜和舌肌组成。深紫色的一面为舌体的上皮,深部为固有层与舌肌。

1) 舌黏膜:由上皮及固有层组成,上皮为复层扁平上皮,固有层为结缔组织。黏膜层向表面隆起形成许多舌乳头,可辨认丝状乳头呈锥形,数量多,表层上皮细胞角化并常有脱落。菌状乳头呈蘑菇形,数量少,上皮较薄,表面可有轻度角化。轮廓乳头大,上宽下窄,稍高出黏膜,两侧各有一明显的深沟。在面向沟的上皮中有几个淡染的细胞团,即为味蕾(taste bud)。固有层内有黏液性的舌腺以及血管的断面。

2) 舌肌:为骨骼肌,可见各种断面。肌纤维之间可见许多浆液性的味腺,还可见脂肪组织与疏松结缔组织。

(3) 高倍　味蕾表面为味孔,内部有许多长梭形簇集成团的细胞,即为感觉性上皮细胞——味细胞。

2. 食管(esophagus)

切片:16#。

取材:人食管。

染色:HE 染色。

(1) 肉眼　中空性器官,管腔面不规则,染成蓝紫色的为管腔面黏膜上皮。

(2) 低倍　从内到外,可分为 4 层:黏膜层、黏膜下层、肌层和外膜。在光镜下鉴别这 4 层的方法是,先辨认出黏膜肌层和肌层,前者薄,后者厚,它们均染色较红,肌纤维排列紧密。在此两层之间,染淡红色部分为黏膜下层。黏膜肌层及其内侧的结构为黏膜层。肌层以外为外膜。逐层观察。

1) 黏膜层:由上皮、固有层与黏膜肌层构成。上皮属何类型?固有层属何种组织?黏膜肌层为一层较厚的纵行平滑肌。

2) 黏膜下层:为疏松结缔组织,含有许多血管、神经和食管腺分泌部(腺泡)。食管腺腺泡为黏液性腺泡,腺泡着色浅淡,腔小,因切面关系,有时看不见;导管腔宽广。

3) 肌层:内环外纵,在两层肌组织间的疏松结缔组织内,可见到细胞密集的区域,即肌间神经丛。

4) 外膜:纤维膜,由疏松结缔组织组成。

(3) 高倍　肌间神经丛内可分辨神经细胞,神经元胞体大,核大色淡,核仁明显,胞质内有嗜碱性物质,为何种结构?

3. 胃底部(stomach fundus)

切片：$17^{\#}$。

取材：人胃底。

染色：HE染色。

(1) 肉眼　标本为长条形，一侧凹凸不平，突起为皱襞。

(2) 低倍　从内到外亦分黏膜、黏膜下层、肌层和外膜4层。黏膜结构复杂，肌层很厚。分清4层后着重识别胃小凹和胃底腺(fundic gland)。依据是什么？

(3) 高倍

1) 胃上皮细胞属何种类型？染色为什么如此浅淡？

2) 胃底腺的主细胞(chief cell)：着色紫蓝，数量多，分布于腺体底部和体部，细胞呈柱状，核圆形，位于基部。壁细胞(parietal cell)：着红色，较大，在腺体颈部和体部较多，呈圆锥形，核圆深染，居中。颈黏液细胞：位于腺体颈部，细胞顶部充满黏液，呈空泡状，核扁圆，位于基部。注意它们的形状、着色性质和分布位置有何不同。

4. 食管-胃连接部

切片：$65^{\#}$。

取材：人食管、胃贲门连接部。

染色：HE染色。

(1) 肉眼　标本为块状，染紫蓝色一侧是食管与胃的黏膜，其中呈小波浪状的一段是食管，较为平整的一段是胃。

(2) 低倍　找到食管与胃上皮的交界处，着重观察黏膜上皮，可见交界处的上皮由食管的复层扁平上皮突然变成胃的单层柱状上皮。此外，在胃的贲门部固有层内尚可见大量的贲门腺，腺细胞呈柱状。

5. 胃-十二指肠连接部

切片：$66^{\#}$。

取材：人胃幽门、十二指肠连接部。

染色：HE染色。

低倍：找到胃、肠交界处。根据什么判断？再观察幽门部的胃小凹和幽门腺，它们与胃底部的胃小凹和胃底腺结构上有何不同？幽门部的胃小凹很深，幽门腺为黏液腺，分支多且弯曲，有时可见散在分布的壁细胞。

6. 空肠(jejunum)

切片：$18^{\#}$。

取材：人空肠。

染色：HE 染色。

(1) 肉眼　标本为空肠纵切面，一侧的几个突起为环形皱襞。

(2) 低倍　移动标本，找到黏膜肌与肌层，区分出管壁的 4 层结构，而后逐层观察。

1）黏膜层：黏膜层形成几个皱襞，腔面可见许多由上皮和固有层向肠腔形成的许多指状突起，为绒毛。绒毛被切成各种断面，纵断面形如指状，与黏膜相连，斜断面与横断面游离于腔中，呈现为椭圆形与圆形的片状结构。绒毛根部的上皮向固有层下陷，形成小肠腺，它们亦被切成纵断面与横断面，纵断面少，呈管状，横断面多，呈圆圈状。固有层内有时可见到少量孤立淋巴小结。黏膜肌层很薄。

2）黏膜下层：由疏松结缔组织构成，内含血管和神经的断面，无腺体。

3）肌层：内环、外纵平滑肌(想一想在该切片上分别看到的是内环肌和外纵肌的什么切面)。

4）外膜：浆膜，由薄层结缔组织和间皮构成。

(3) 高倍

1）绒毛：表面上皮为单层柱状上皮，其间夹有杯状细胞，上皮游离面有红色细纹状的纹状缘。绒毛中轴的固有层为细密结缔组织，其内常可见散在纵行的平滑肌、丰富的毛细血管、1～2 条中央乳糜管。中央乳糜管腔大，不规则，腔内偶见脂滴。

2）肠腺：为单管状腺，开口于绒毛根部之间。除具有与小肠绒毛相同的柱状细胞和杯状细胞外，还有潘氏细胞。多位于肠腺的底部，常三五成群，胞体呈锥体形，顶部胞质中含有粗大的嗜酸性红染颗粒。此外，还含有内分泌细胞，HE 染色标本上不易分辨。

7. 十二指肠(duodenum)

切片：$67^{\#}$。

取材：人十二指肠。

染色：HE 染色。

低倍：结构与空肠相同。观察黏膜下层，与空肠和回肠的黏膜下层比较有什么特殊结构？

8. 回肠(ileum)

切片：$40^{\#}$。
取材：人回肠。
染色：HE 染色。
低倍：黏膜上皮中杯状细胞增多，绒毛低而稀疏，肠腺中杯状细胞也增多，固有层及黏膜下层内可见数个淋巴小结集合在一起，即集合淋巴小结。

切片中怎么区别三段小肠呢？

9. 结肠(colon)

切片：$19^{\#}$。
取材：人结肠。
染色：HE 染色。
低倍：黏膜层无绒毛，故表面平整，固有层有大量结肠腺，上皮及肠腺中含有大量的杯状细胞。黏膜下层有较多的脂肪细胞及较大的血管。肌层为内环、外纵 2 层平滑肌。

10. 阑尾(appendix)

切片：$20^{\#}$。
取材：人阑尾。
染色：HE 染色。
低倍：阑尾无绒毛。结构似结肠，但肠腺稀少。固有层及黏膜下层有大量的淋巴组织；黏膜肌层不完整，肌层较薄；最外层为浆膜。

二、阅读电镜照片

1. 胃底腺主细胞

观察要点：细胞呈柱状，核位于基部。基部及核两侧胞质内有大量粗面内质网，顶部胞质可见大量分泌颗粒(图 14－2)。

2. 胃底腺壁细胞

观察要点：细胞呈圆锥形，核卵圆形，居中，胞质内可见许多大而圆的线粒体。其特征性结构是胞质内可见由质膜内陷所形成的细胞内分泌小管，其腔内有许多微绒毛(图 14－3)。

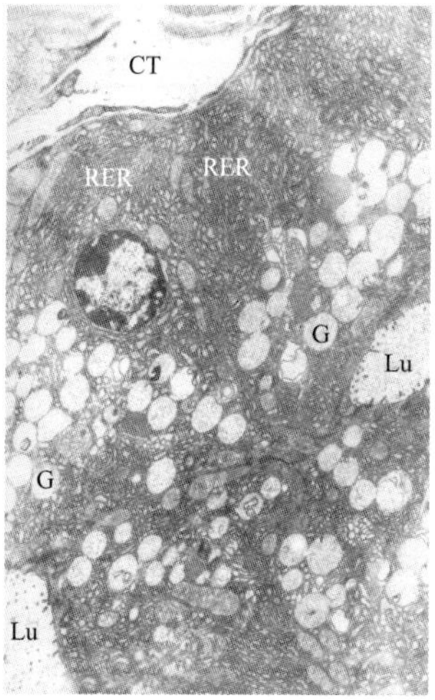

图 14-2 胃底腺主细胞

CT：结缔组织；RER：粗面内质网；
G：酶原颗粒；Lu：腺腔；N：主细胞胞核。

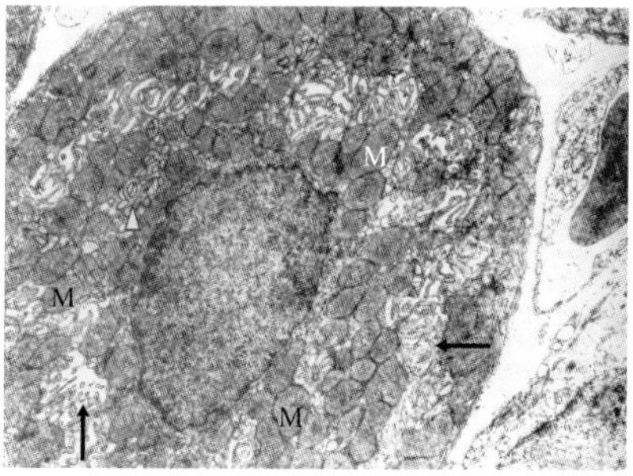

图 14-3 胃底腺壁细胞

M：线粒体；↑：细胞内分泌小管；
△：微管泡系统。

3. 吸收上皮和小肠腺

观察要点：吸收细胞（AC）为单层柱状细胞，呈长柱状，游离面可见发达的微绒毛（↑↑）。下方的杯状细胞（GC）呈杯状，顶部胞质内含有大量黏原颗粒，核位于基部；上方的杯状细胞呈分泌后状态，细胞狭小，黏原颗粒几乎不见，顶部排泌黏液（↑）（图 14-4、14-5）。

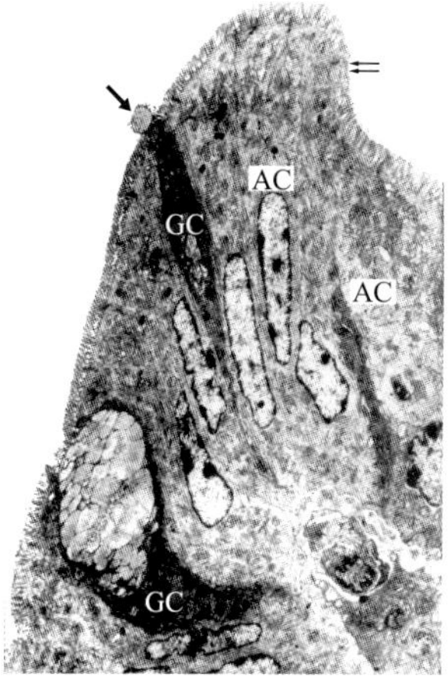

图 14-4 小肠上皮

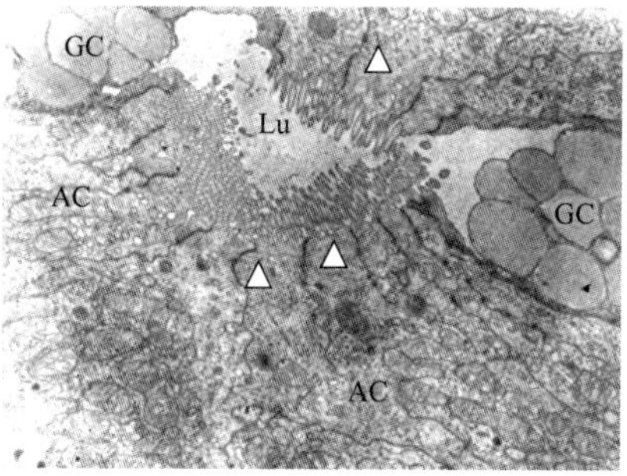

图 14-5 小肠腺

Lu：腺腔；△：紧密连接。

三、课堂讨论

（1）怎样确定某一标本切片是消化管？又根据什么来区别大肠和小肠？
（2）食管、胃、空场、十二指肠、回肠、结肠、阑尾的判断依据。
（3）小肠有哪些结构与小肠扩大吸收面积有关？这些结构组成如何？

四、绘图

绘图：胃底腺或小肠绒毛。

1. ________ 2. ________ 3. ________ 4. ________
5. ________ 6. ________ 7. ________ 8. ________

名称：________________________________

取材：________________ 染色方法：________________

放大倍数：________________ 作图日期：________________

第十五章

消化腺

掌握 各大消化腺的结构特征。

一、 观察切片

1. 腮腺(parotid gland)

切片：68#。
取材：人腮腺。
染色：HE染色。

(1) 肉眼 表面有薄层粉染被膜，内部紫蓝色的团块为小叶。

(2) 低倍 被膜很薄，由结缔组织构成，深入实质，并将其分隔为若干小叶。小叶内充满紫红色深染的浆液性腺泡及各种切面的闰管和纹状管(图15-1)。小叶间结缔组织内有小叶间导管。

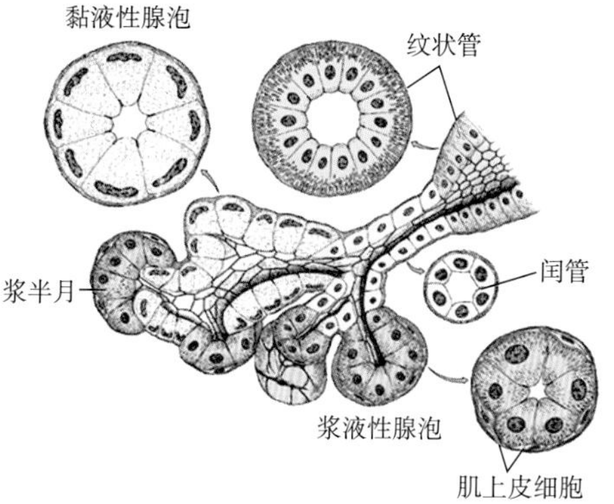

图15-1 唾液腺模式图

(3) 高倍　①浆液性腺泡(serous acinus),细胞呈锥体形,核圆,位于细胞基部,胞质呈紫红色;②闰管,与腺泡相连,管腔很小,管壁为单层扁平或立方上皮,细胞着色浅;③纹状管,管径较粗,管壁为单层高柱状上皮构成,胞质嗜酸性,核圆,靠近腔面;④小叶间导管,位于小叶间结缔组织内部,较粗,管壁为单层柱状或假复层柱状上皮。

2. 下颌下腺(submandibular gland)

切片:69#。

取材:人下颌下腺。

染色:HE 染色。

(1) 低倍　小叶内分布有大量浆液性腺泡,只有少量黏液性腺泡和混合性腺泡。

(2) 高倍　①黏液性腺泡(mucous acinus),细胞呈锥体形,核扁平状,紧贴于细胞基底部,胞质着色很淡。注意与周围的浆液性腺泡细胞相互比较。②混合性腺泡,由浆液性腺泡和黏液性腺泡共同组成。常见黏液性腺泡的一侧附有几个浆液性腺泡,呈半月形排列,称半月。

3. 舌下腺(sublingual gland)

切片:70#。

取材:人舌下腺。

染色:HE 染色。

低倍:与前两张切片比较观察舌下腺的结构特征(图 15-2)。

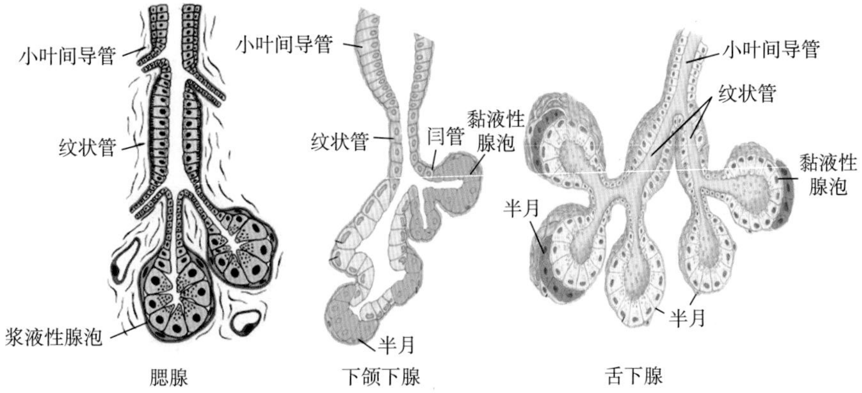

图 15-2　3 种唾液腺结构比较示意图

4. 胰腺(pancreas)

切片：22#。

取材：人胰腺。

染色：HE 染色。

（1）肉眼　表面有薄层粉染被膜，内部紫蓝色的团块为小叶。

（2）低倍　①被膜，为薄层结缔组织，深入腺实质，将其分隔为若干小叶，小叶间结缔组织中分布有血管、导管及脂肪细胞；②小叶的外分泌部可见大量浆液性腺泡及各种导管；③胰岛（pancreas islets），分布于腺泡间，染色浅淡不一，大小不一，呈球形细胞团（图 15－3）。

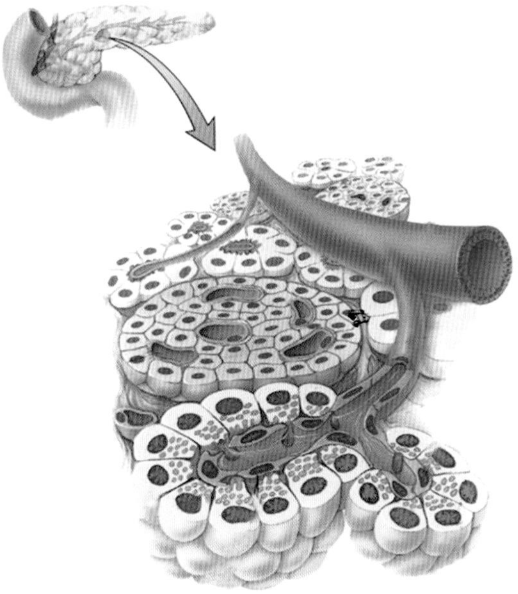

图 15－3　胰腺腺泡模式图

（3）高倍　①观察浆液性腺泡，腺上皮细胞顶部胞质中含有紫红色酶原颗粒，底端胞质呈嗜碱性。腺泡腔面可见泡心细胞，其核着色浅，胞质不明显，为闰管上皮细胞向腺泡腔内延伸而成。②导管多为闰管，无纹状管，有小叶内导管，其管径较大，为单层立方上皮，周围覆有结缔组织。另有小叶间导管，管腔更大，为单层高柱状。③胰岛为着色较为浅淡的细胞团，上皮细胞体积小，排列不规则，细胞核呈圆形或椭圆形，居中；胞质粉红色。本片不能区分 A、B、D 细胞。

5. 肝(liver)

切片：64#。

取材：猪肝。

染色：HE 染色。

(1) 肉眼　切片一侧边缘有薄层粉红色结构，为被膜。肝实质内可见大小不等的多边形区，为肝小叶(图 15－4)。

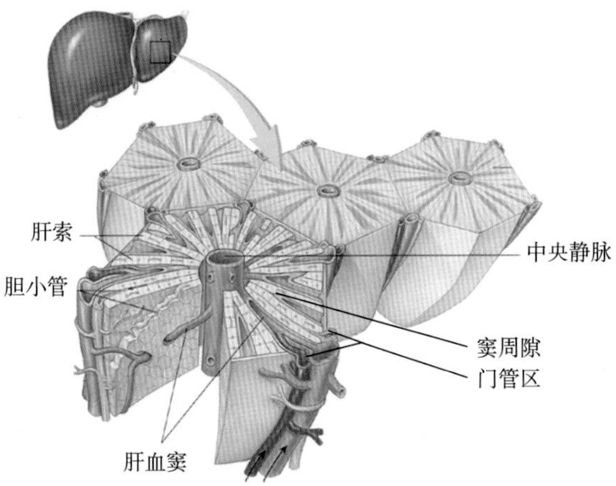

图 15－4　肝小叶模式图

(2) 低倍　①被膜为致密结缔组织，表面可有间皮；②可见大小不等的多边形区，即肝小叶(hepatic lobule)，小叶间结缔组织丰富，小叶分界明显；③肝小叶横切面中央可见中央静脉，粗细不一，管壁不完整，有肝血窦汇入；④相邻几个肝小叶之间的结缔组织略呈三角形，内含小叶间动脉、静脉及胆管，称为门管区；⑤小叶下静脉，位于非门管区的小叶间，单独走行，管径比中央静脉粗，管壁完整。

切片：21#。

取材：人肝。

染色：HE 染色。

(1) 肉眼　切片一侧边缘有薄层粉红色结构为被膜，界缘光滑；肝实质内小叶分界不明显。

(2) 低倍　①肝被膜为纤维膜，由致密结缔组织构成，深面为肝实质。人肝实质内结缔组织成分较少，小叶边界不鲜明。②选取横切面完整的肝小叶观察，小叶中央可见中央静脉，管壁很薄，四周结缔组织很少，边界不连续，有肝血窦汇入。再以中央静脉为中心观察向四周放射排列的肝索，细胞呈单层排列，形状不规则，索间空隙即肝血窦。③最后观察门管区，为相邻几个肝小叶之间富含结缔组织的区域，其中分布有小叶间动脉、静脉及胆管。

（3）高倍　①肝细胞形态为不规则多边形，体积较大，呈索状交互排列，界限较清，胞质嗜酸性，核圆居中，染色较浅，核仁明显，部分有双核。②肝血窦，位于肝索之间，窦壁被覆内皮细胞，其核扁平，着色深，细胞间隙大，内皮呈不连续状。血窦腔互相连通，腔内可见红细胞及散在的肝巨噬细胞（即库普弗细胞，Kupffer 细胞），胞体大，有突起与窦壁相连，核圆形，着色较内皮细胞核为浅，胞质粉染。③门管区，重点注意对 3 种管道的区分（图 15－5）。小叶间胆管管径细小，管壁上皮为单层立方上皮，核圆，着色深，排列较密，胞质色淡；小叶间动脉腔小而圆，内皮外有环形的平滑肌层；小叶间静脉腔大，不规则，管壁薄。3 种管道在门管区内不断分支或汇合，因此常见不同粗细管道走行。④小叶下静脉，位于非门管区的小叶间结缔组织中，单独走行，管径比中央静脉粗，腔大，管壁较粗且完整。本切片中胆小管不可见。

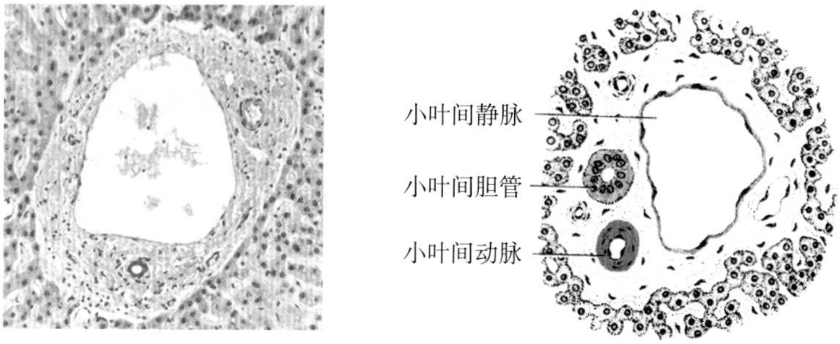

图 15－5　肝门管区 3 种管道的示意图

6. 胆囊（gall bladder）

切片：71#。

取材：人胆囊。

染色：HE 染色。

（1）肉眼　标本一侧为紫蓝色高低不平的黏膜，其余囊壁部分染色为粉红色。

（2）低倍　①黏膜上分布有高低不等且有分支的黏膜皱襞；②肌层可见多种切面的平滑肌；③外膜较厚，大部分为浆膜。

（3）高倍　黏膜上构成高而分支的皱襞，皱襞上皮常向固有层内凹陷,形成黏膜窦,并在切片上呈现封闭的腔。黏膜上皮为单层柱状,上皮内无杯状细胞;固有层较薄,富含血管,无腺体。需要注意与小肠切片进行区分。

7. 胆小管(bile canaliculi)(示教)

取材：兔肝。

染色：镀银染色。

低倍：肝细胞胞质呈淡黄色。相邻肝细胞之间可见深浅不一、黑色的丝状物,即胆小管,以中央静脉为中心向周围呈放射状排列,在肝索内相互连接呈网状分布。

8. 肝巨噬细胞(库普弗细胞)(示教)

取材：鼠肝。

制备及染色：静脉注射台盼蓝墨汁后取材,切片经苏木精染色。

低倍：肝血窦腔内有散在的含有鲜蓝色台盼蓝颗粒或黑色墨汁颗粒的肝巨噬细胞,胞体大,形状不规则,有突起与窦壁内皮细胞相连或插入内皮细胞间隙内。

9. 肝糖原(示教)

取材：大鼠肝。

染色：PAS 染色。

低倍：肝细胞胞质内的肝糖原呈粉红色颗粒,肝细胞胞核着蓝色。

10. 胰岛 3 种细胞(示教)

取材：豚鼠胰腺。

染色：Malloy 三色法。

高倍：A 细胞胞体较大,位于周边,胞质颗粒为红色;B 细胞位于中央,胞体较小,数目多,胞质颗粒为黄色;D 细胞数量少,胞质为蓝色。

二、阅读电镜照片

1. 肝细胞

观察要点：肝细胞核大而圆,常染色质丰富。核周有呈板层状排列成群的粗面内质网，胞质内可见高尔基复合体(G)、粗面内质网(RER)、线粒体(M)、溶酶体(Ly)和过氧化物酶体，并可见糖原颗粒(↑)、脂滴等内含物。相邻肝细胞之间的胞膜局部凹陷形成微细腔隙，为胆小管(BC)，其两侧胞膜增厚，密度增高，为紧密连接(△)、桥粒组成的连接复合体(图 15－6)。

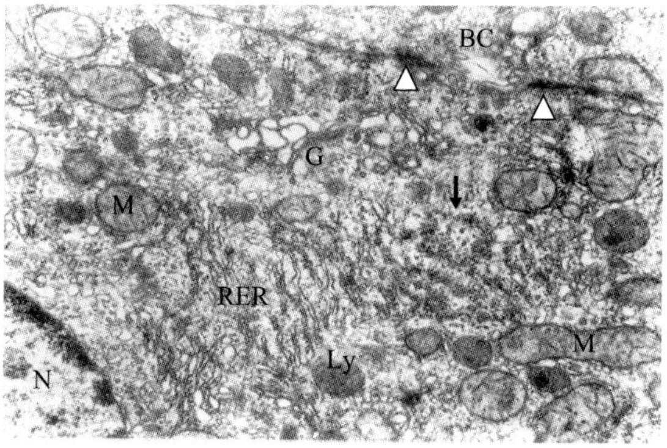

图 15－6　肝细胞

2. 肝血窦与肝巨噬细胞

观察要点：肝血窦(Lu)腔隙大，内皮细胞不连续，可见大量窗孔(↑)，并可见内皮细胞与肝细胞(H)之间的狭窄腔隙，即窦周隙(PS)。在肝血窦内可见肝巨噬细胞(KC)，细胞核大而不规则，胞质内有发达的溶酶体，胞膜有大量皱褶和微绒毛，并以伪足附着于血窦内皮细胞上，或穿过内皮窗孔(图15－7)。

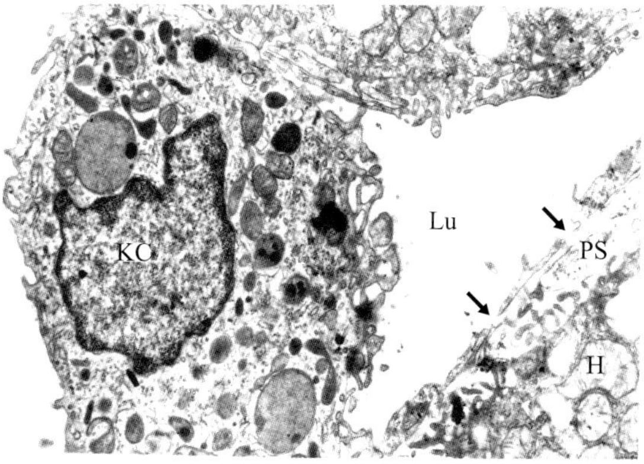

图 15－7　肝血窦与肝巨噬细胞

三、 课堂讨论

(1) 食物入口后,在各段消化管中可遇到哪些分泌液的作用？这些分泌液分别来自哪些微细结构？

(2) 肝小叶包括哪些结构？它们相互关系怎样？

四、 绘图

绘图：部分肝小叶和门管区。

1. ______	2. ______	3. ______	4. ______
5. ______	6. ______	7. ______	8. ______

名称：______

取材：______　　染色方法：______

放大倍数：______　　作图日期：______

第十六章

呼吸系统

掌握 气管和肺的结构。

一、 观察切片

1. 鼻黏膜(nasal mucosa)

切片：72#。

取材：人鼻呼吸部。

染色：HE 染色。

低倍：镜下可见上皮为假复层纤毛柱状上皮，其间夹有杯状细胞，固有层含混合腺及丰富血管，内有许多腔大不规则的小静脉构成的静脉丛。

2. 气管(trachea)

切片：23#。

取材：人气管。

染色：HE 染色。

(1) 肉眼 腔面为黏膜，蓝色 C 型结构为透明软骨，即外膜。

(2) 低倍

1) 黏膜：上皮为假复层纤毛柱状，可分辨纤毛细胞和杯状细胞。固有层由细密结缔组织构成，可见淋巴细胞和小血管。

2) 黏膜下层：与固有层无明显分界，由疏松结缔组织构成，内含有大量气管腺。

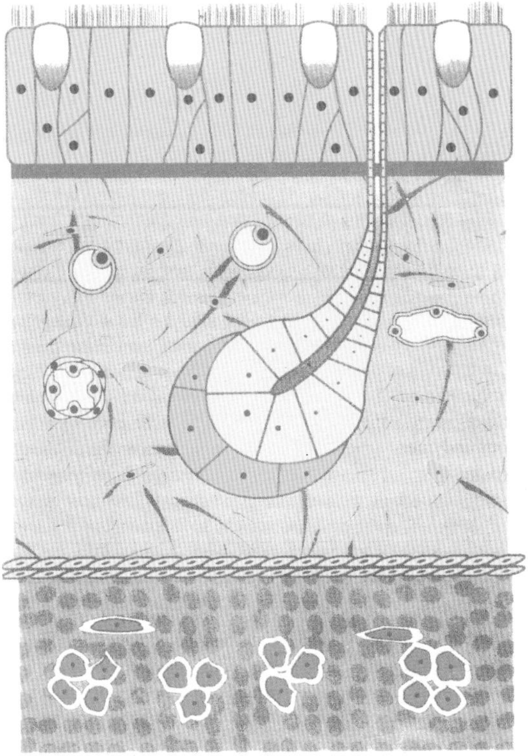

图 16-1 呼吸道一般结构模式图

3）外膜：由透明软骨环和疏松结缔组织构成。

3. 肺(lung)

切片：24#。
取材：猫肺。
染色：HE 染色。

（1）肉眼　肺疏松如海绵，其中有一些大小不一的空腔和管道，这是较大的肺内支气管和血管（图 16-2）。

（2）低倍

1）肺内支气管：为切片内最大的支气管，特点是管壁中仍保留部分混合腺和软骨片，平滑肌束不连续。

2）细支气管（bronchiole）：上皮薄，逐渐由假复层柱状上皮演变形成单层柱状或单层立方上皮，平滑肌形成连续的一层。外膜中混合腺、软骨片已消失。注意与各级肺内支气管伴行的血管相区别。

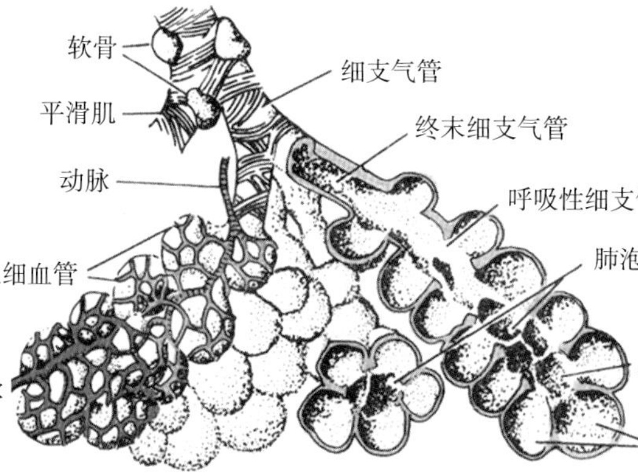

图 16-2　肺内支气管及肺泡模式图

3）呼吸性细支气管：管壁上连有肺泡（图 16-2），光镜下显得单层立方上皮不连续了。

4）肺泡管：长而弯曲，在肺泡开口处有红色结节状膨大。

5）肺泡（alveolus）：为多边形的泡状结构，两相邻肺泡腔之间的结构就是肺泡隔。

（3）高倍

1）肺泡：表面Ⅰ型细胞数量少，极薄，不易分辨。Ⅱ型细胞数量多，呈圆形或立方形，凸向腔面，胞质泡沫状，核圆形。

2）肺泡隔：为肺泡间结缔组织，富含毛细血管，有巨噬细胞、成纤维细胞等。胞质内充满棕黑色颗粒的巨噬细胞，即为尘细胞。

4. 肺弹性纤维（示教）

取材：人肺。

染色：Weigert 弹性纤维染色法。

高倍：肺泡隔和支气管壁内有散在分布的紫蓝色的弹性纤维。

5. 肺血管注射（示教）

取材：兔肺。

染色：普鲁士蓝注射法。

低倍：可见管径大小不一的血管断面，腔内充满蓝色物质，是肺动脉或肺静脉分支；蓝色相互吻合成网的围绕肺泡的是毛细血管。

二、阅读电镜照片

1. 气管假复层纤毛柱状上皮(扫描电镜)

观察要点：纤毛细胞和杯状细胞(G)(图 16－3)。

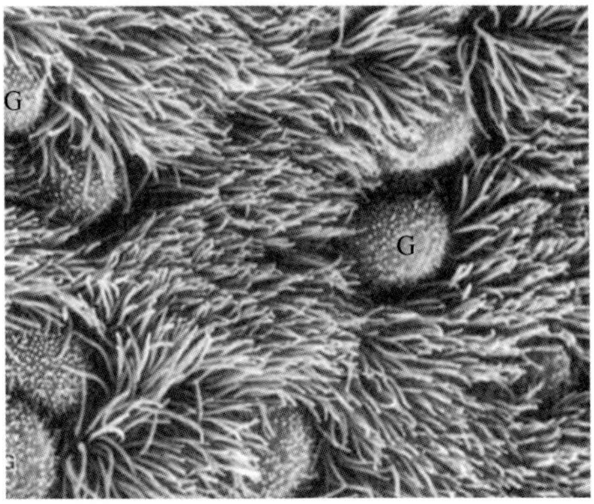

图 16－3 气管纤毛细胞和杯状细胞

2. Ⅱ型肺泡上皮细胞

观察要点：胞质内的嗜锇板层小体(↑)为其特征，细胞表面有短小的微绒毛(M)，胞质内可见粗面内质网(RER)和高尔基复合体(图 16－4)。

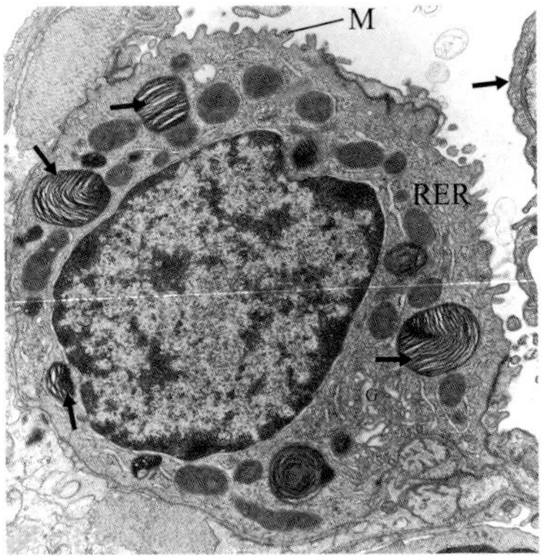

图 16－4 Ⅱ型肺泡上皮细胞

3. 肺泡壁(气血屏障)

观察要点：气血屏障由Ⅰ型肺泡上皮细胞(P)、基膜(BL)及毛细血管内皮细胞(EC)构成，尚可见连续型毛细血管内皮细胞间的紧密连接(↑)(图16－5)。

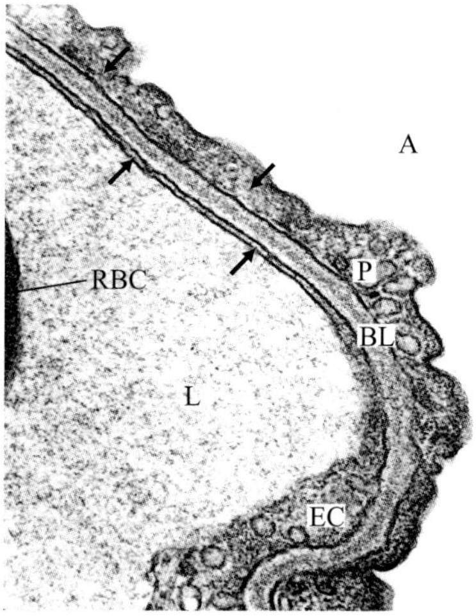

图16－5　气血屏障超微结构

RBC：红细胞；L：毛细血管管腔；A：肺泡腔。

三、 课堂讨论

（1）试述肺内各级导管和呼吸部管壁组织结构移行变化过程（上皮、腺体、软骨和平滑肌等）。

（2）请从肺泡隔组织结构和肺泡上皮的亚微结构特点，说明它们在气体交换中的作用。

四、 绘图

绘图：肺内支气管和细支气管。

1. ______　2. ______　3. ______　4. ______

5. ______　6. ______　7. ______　8. ______

名称：______

取材：______　染色方法：______

放大倍数：______　作图日期：______

第十七章

泌尿系统

掌握 肾脏的显微结构，熟悉输尿管和膀胱的结构特点。

一、观察切片

1. 肾(kidney)

切片：25#。

取材：人肾(冠状切面)。

染色：HE染色。

(1) 肉眼 切片呈锥体形，深红的部分为皮质，淡红的部分为髓质。

(2) 低倍

1) 被膜：包在肾表面，为薄层致密结缔组织。

2) 皮质：分清皮质迷路和髓放线。内有纵行的管道束为髓放线，与深部的髓质相连，其中有平行排列的纵切或斜切的直行小管，为近端小管直部、远端小管直部和直集合管。髓放线之间的部分为皮质迷路，内有许多球形的肾小体。肾小体周围有许多小管的横、斜切面，染色较红的为近曲小管，染色浅淡的为远曲小管。

3) 髓质：内有大量不同断面的小管，多为集合小管和细段，近皮质处有近端小管和远端小管的直部。皮质和髓质之间有较大的弓状动、静脉，髓质内有直小动、静脉。

(3) 高倍

1) 肾小体(renal corpuscle)：由血管球和肾小囊组成。中央一团毛细血管为血管球，内皮细胞核最小，呈椭圆形，向管腔内突出，腔内可见血细胞。肾小囊脏层的足细胞核较大而圆，染色浅。肾小体周围由单层扁平上皮构成肾小囊的壁层，与血管球之间的空隙为肾小囊腔(图 17－1)。有的肾小体在血管极处与入球或出球微动脉相连，动脉管腔细小可见。肾小体在尿极处与近曲小管相连。

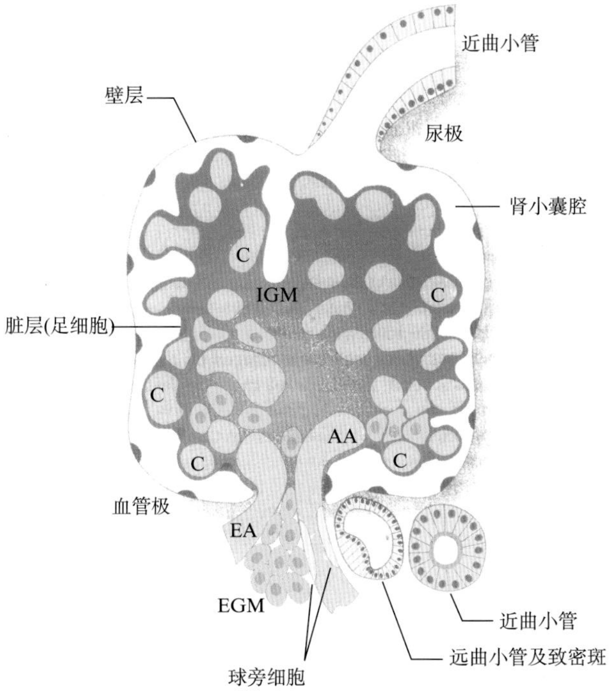

图 17－1 肾小球和肾小囊模式图

AA：入球小动脉；EA：出球小动脉；C：毛细血管；
IGM：球内系膜细胞；EGM：球外系膜细胞。

2）近曲小管：管径较粗，管腔较小，管壁由单层锥形上皮细胞组成。胞体较大，胞质深红，细胞界限不清，核圆形，位于基底部。游离面有一层红色的刷状缘，但常在制片时脱落。

3）远曲小管：与近曲小管相比，管腔大而规则，管壁为单层立方上皮。细胞体积较小，胞质染色浅淡，核居中。游离面无刷状缘。

4）细段：管径细小，上皮细胞扁平，核呈扁的卵圆形，突向管腔。注意有时不易与毛细血管区别，后者的管径较小，上皮细胞核更扁平，腔内常有血细胞。

5）直集合管与乳头管：直集合管从髓放线延伸到髓质深层，上皮由单层立方逐渐增高为柱状，到乳头移行为乳头管，则成为高柱状。细胞分界清楚；胞质着色最淡；胞核圆，染色较深，居中。

6）球旁复合体：在切到血管极的肾小体可见。①球旁细胞：位于入球微动脉内皮外方，呈立方或多边形，体积略大。②致密斑：在肾小体血管极处远端小管直部近肾小球一侧的上皮细胞呈高柱状，排列紧密，分界不甚清楚。③球外系膜细胞：位于出、入球微动脉和致密斑围成的三角形区域内的一群小细胞，其核呈卵圆形，染色较深。

2. 输尿管(ureter)

切片：74#。

取材：人输尿管(横切)。

染色：HE染色。

低倍：分清层次，黏膜形成数个纵行皱襞。黏膜上皮属何种类型？肌层怎样排列？外膜是什么组织？

3. 膀胱(urinary bladder)

切片：41#。

取材：狗膀胱(空虚状态)。

染色：HE染色。

镜下：①黏膜有许多皱襞，由变移上皮和固有层组成。上皮较厚，有8～10层细胞，表层盖细胞大，呈矩形。②肌层较厚，大致由内纵、中环和外纵3层平滑肌组成。③外膜一般为纤维膜。

切片：73#。

取材：狗膀胱(充盈状态)。

染色：HE染色。

(1) 低倍　可分3层，上皮较厚。

(2) 高倍　与空虚状态比较，黏膜皱襞与上皮有何不同？

4. 肾血管(示教)

取材：大鼠肾。

制片方法：麻醉，剖腹，将温热的明胶卡红注入肾动脉。取肾，经固定、包埋、切片、封固而成。

低倍：可分辨出弓形动脉、小叶间动脉、入球小动脉、肾血管球毛细血管、皮质毛细血管网，在髓质尚可见许多直行的小血管。

二、 阅读电镜照片

1. 肾小体

观察要点：图示肾小囊外层的单层扁平上皮(R)。肾小囊内层细胞为形态特殊的足细胞(P)，细胞体较大，内含核，胞质突起呈足样附在血管球毛细血管(Cap)内皮细胞的外面，二者之间的基膜较厚(↑)。足细胞与肾小囊外层之间的腔隙为肾小囊腔(★)(图 17-2)。

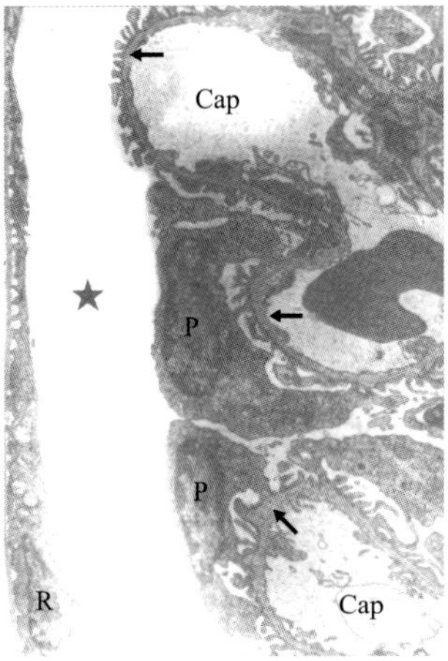

图 17-2　肾小体超微结构

2. 肾小体滤过屏障

观察要点：滤过屏障由有孔内皮(▲)、基膜(★)和足细胞隙膜(slit membrane，↑)构成，同时可见足细胞的突起。可见相连内皮细胞之间的连接结构(△)(图 17-3)。

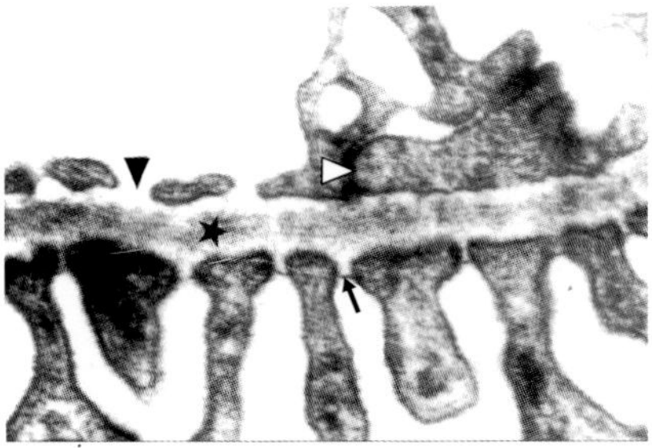

图 17-3　肾小体滤过屏障超微结构

3. 近曲小管

观察要点：细胞基部有发达的质膜内褶及许多纵向排列的线粒体（↑），顶部有发达的微绒毛（形成刷状缘），微绒毛多被横切（△），有许多顶浆小管、顶浆小泡和吞噬泡等（图 17－4）。

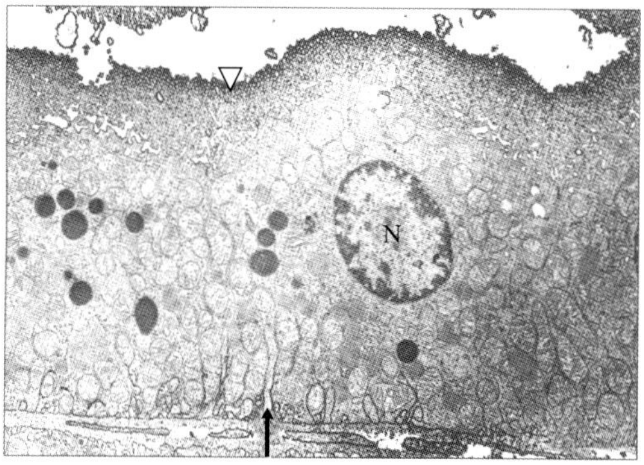

图 17－4　近曲小管超微结构

三、课堂讨论

把某些物质注入大鼠血管内，其中有的物质能被肾脏重吸收，有的则不能，试述它们经何途径入血和入尿？

四、绘图

绘图：肾小体和近、远曲小管。

1. ________ 2. ________ 3. ________ 4. ________

5. ________ 6. ________ 7. ________ 8. ________

名称：________

取材：________ 染色方法：________

放大倍数：________ 作图日期：________

第十八章

男性生殖系统

掌握 睾丸的组织结构，各级生精细胞、支持细胞和间质细胞的形态特点；附睾、输精管和前列腺的一般结构。

一、 观察切片

1. 睾丸(testis)

切片：29#。

取材：人睾丸。

染色：HE染色。

(1) 低倍 全面观察睾丸、白膜、生精小管及睾丸间质。

(2) 高倍 选一接近横切的生精小管观察(图18-1)。

1) 生精细胞：①精原细胞(spermatogonium)，为紧靠基膜的一层细胞；②初级精母细胞(primary spermatocyte)：在精原细胞的内侧，约几层？胞体最大，许多细胞核内有紫蓝色丝状结构，是什么？③精子细胞(spermatid)：是管壁中最小的圆形细胞；④精子(spermatozoon)：头部为深蓝色小点状，尾部常被切断。

2) 支持细胞(sustentacular cell)：生精小管管壁内除各级生精细胞外只有支持细胞的核不是圆形的，而略呈卵圆形或锥形，着色较生精细胞的淡，核仁清楚。

3) 肌样细胞：生精小管基膜外围的梭形平滑肌样细胞。

4) 间质细胞(interstitial cell)：三五成群分布于睾丸间质中，体积较

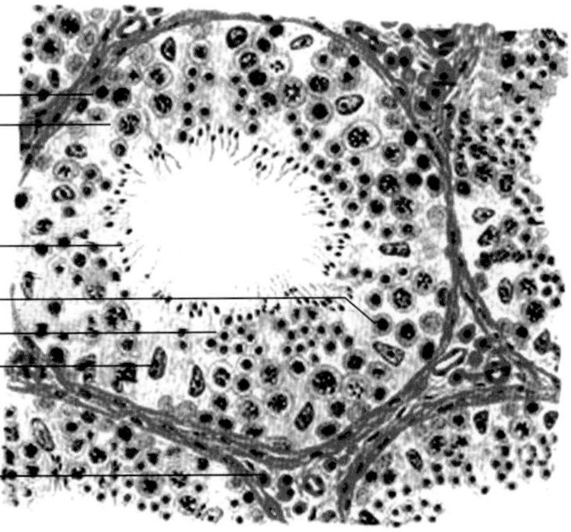

图 18－1 睾丸组织结构模式图

大,核圆居中,胞质嗜酸性。

2. 附睾(epididymis)

切片：42#。

取材：人附睾。

染色：HE 染色。

低倍：全面观察,区别两种小管：①输出小管,腔面不整齐。上皮是何种类型？②附睾管,腔面整齐。上皮属何种类型？

3. 输精管(ductus deferens)

切片：77#。

取材：人输精管(横切)。

染色：HE 染色。

低倍：管腔细小,管壁特别厚,管壁由黏膜、肌层、外膜组成。黏膜形成几条纵行皱襞,上皮为假复层柱状上皮,细胞游离面有静纤毛,固有层有许多纤细的弹性纤维。肌层如何排列？

4. 前列腺(prostate gland)

切片：43#。

取材：人前列腺。

染色：HE 染色。

低倍：全面观察，可见许多管腔不规则的腺泡，上皮高低不一，腺泡间有大量结缔组织和平滑肌，有的腺泡腔内有染成红色的卵圆形小体，高倍镜下辨认腺泡有几种类型上皮？

二、阅读电镜照片

1. 精子

观察要点：精子头部主要是浓缩的细胞核(N)，前 2/3 覆盖扁平囊状的顶体(acrosome，↑)，外有细胞膜。精子尾分颈段(1)、中段(2)、主段(3)和末段(未切到)。图 18－2 下方 3 个插图自左至右分别示颈段、中段横断面和主段横断面。颈段主要是中心粒(△)，由此发出 9＋2 排列的微管构成鞭毛中心的轴丝。颈段的前方为精子头(☆)，后方为中段(2)。中段轴丝为 9＋2 双微管组成的轴丝，外围致密纤维不甚清楚(↑)，但线粒体鞘清晰可见(M)，表面包有质膜。主段无线粒体鞘，而有纤维鞘(↑)(图 18－2)。

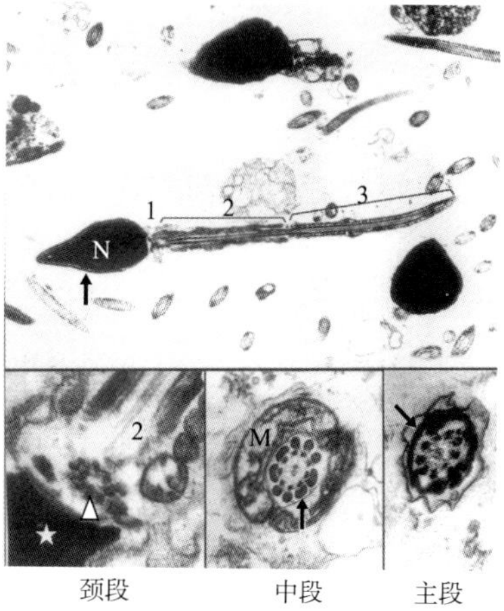

图 18－2　精子超微结构

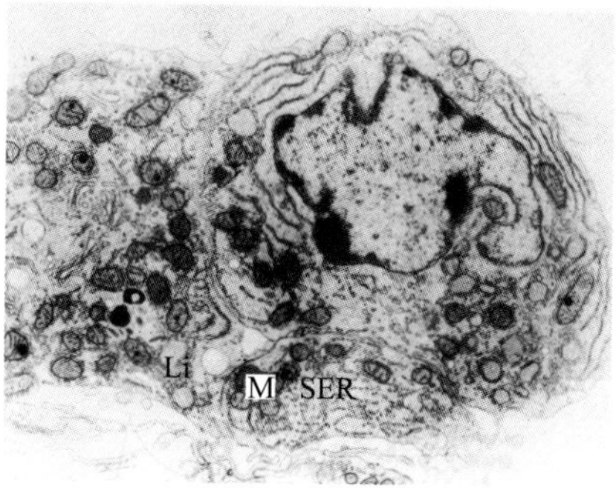

图 18－3　睾丸间质细胞超微结构

2. 睾丸间质细胞

观察要点：睾丸间质细胞胞质中含有大量滑面内质网(SER)，同时可见线粒体(M)和脂滴(Li)(图 18－3)。

三、课堂讨论

（1）在切片中，如何识别精原细胞、初级精母细胞、精子细胞、支持细胞和间质细胞。

（2）在切片中，怎样区别生精小管、输出小管、附睾管和输精管。

第十九章

女性生殖系统

掌握 卵巢、子宫和输卵管的结构。

一、 观察切片

1. 卵巢(ovary)

切片：$26^{\#}$。

取材：猫卵巢。

染色：HE 染色。

(1) 肉眼 有许多小空泡，是生长卵泡的卵泡腔。

(2) 低倍 表面覆盖单层扁平或立方上皮，与其下方的薄层结缔组织共同构成卵巢被膜。实质的外周部分为皮质，有许多大小不一的卵泡，在大多数标本中只能见到原始卵泡和不同大小的生长卵泡，偶尔可见黄体(为实心的细胞团)。中央部分为疏松结缔组织性髓质，其中含有丰富的血管、神经。

(3) 高倍

1) 原始卵泡(primordial follicle)：位于皮质周围部分，数量最多，初级卵母细胞大，位于中央，核圆，核仁明显，单层扁平的卵泡细胞境界不清。

2) 初级卵泡(primary follicle)：由初级卵母细胞和周围一层或多层立方形的卵泡细胞组成，大小不一。两种细胞之间出现粉红的均质状膜即为透明带。卵泡周围的结缔组织梭形细胞密集形成卵泡膜。

3）次级卵泡(secondary follicle)：体积较大，在数层卵泡细胞间出现不规则腔隙，逐渐扩大融合成一个半月形的卵泡腔，内含卵泡液。卵母细胞与周围的颗粒细胞被推至一侧形成卵丘，紧贴透明带的一层柱状细胞呈放射状排列，称放射冠。卵泡腔周边的卵泡细胞紧密排列成卵泡壁，称为颗粒层。卵泡膜分化为内、外两层，内层较疏松，富含小血管及细胞，外层纤维多，有平滑肌纤维分布。

4）成熟卵泡(mature follicle)：由于成熟卵泡形成后很快排出，标本上一般见不到。成熟卵泡体积更大，结构与次级卵泡相似，卵母细胞消失，透明带扭曲皱缩，卵泡壁塌陷。晚期次级卵泡退化时，卵泡膜内层细胞暂时性肥大，形成实心细胞团，类似黄体，称为间质腺。

5）闭锁卵泡(atretic follicle)：透明带塌陷成为不规则的嗜酸性环状物。

6）黄体(corpus luteum)：由于动物性周期的原因，并非于所有切片中都能见到黄体。黄体为很大的淡粉色细胞团。如何区分粒黄体细胞和膜黄体细胞?

2. 输卵管(oviduct)

切片：46#。

取材：人输卵管(横切)。

染色：HE染色。

低倍转高倍：先分层，黏膜皱襞高而多分支，管腔不规则。黏膜上皮单层柱状，高倍镜下可区分有纤毛和无纤毛2种细胞，常见淋巴细胞穿越上皮，内环、外纵肌被结缔组织分隔，分层不明显。

3. 子宫内膜增生期(uterus endometrium proliferative phase)

切片：27#。

取材：人子宫。

染色：HE染色。

(1) 肉眼　内膜着色紫蓝，肌层红。

(2) 低倍　内膜上皮单层柱状，由分泌细胞和少量纤毛细胞构成。固有层含有许多管状的子宫腺，腺上皮与表面上皮相似。腺体间有大量血管和梭形细胞(图19-1)。

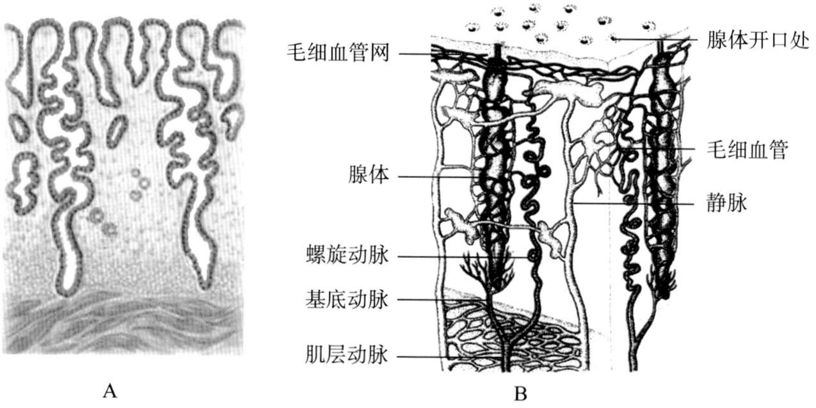

图 19-1　子宫内膜模式图(A)及立体模式图(B)

4. 子宫内膜分泌期(uterus endometrium secretory phase)

切片：28#。

取材：人子宫。

染色：HE 染色。

(1) 低倍　与增生期内膜比较，内膜增厚，子宫腺增大，弯曲，腺腔内有分泌物。

(2) 高倍　子宫腺上皮细胞内有空泡，固有层的结缔组织内有大量组织液(着淡红色)，呈现水肿，结缔组织细胞增大，核变成卵圆形。在内膜中部常见数个小动脉横、斜切面，这是螺旋动脉。

5. 静止期乳腺

切片：78#。

取材：成年女性乳腺。

染色：HE 染色。

低倍：可见大量粉红色结缔组织和少量脂肪细胞，少量腺泡与导管成群地分布在结缔组织中，腺泡与小导管两者不易区分，较大的导管管壁为复层上皮。

6. 分泌期乳腺

切片：79#。

取材：成年女性乳腺。

染色：HE 染色。

低倍：与静止期乳腺比较，结缔组织和脂肪组织减少，腺体发达。小叶明显，小叶内有许多大小不等的腺泡，腔内有染成红色的乳汁。

7. 黄体(corpus luteum)(示教)

取材：人的妊娠黄体。

染色：HE 染色。

低倍转高倍：体积较大，血管丰富。粒黄体细胞位于中央，体积大，数量多，呈多角形，核大而圆，胞质着色浅。膜黄体细胞分布在周边部，呈索状，体积小，数量少，呈圆形或多角形，胞质着色深。

二、阅读电镜照片

1. 初级卵母细胞、卵泡细胞及两者之间的透明带

观察要点：初级卵母细胞(PO)体积很大，核染色质松散，胞质内含线粒体、内质网、核糖体和高尔基复合体(↑)等，细胞表面的微绒毛深入透明带(★)。卵泡细胞(FC)体积小，细胞表面的突起深入透明带内(▲)，可与初级卵母细胞表面相接触，并形成缝隙连接，沟通两者的信息并输送营养(图 19－2)。

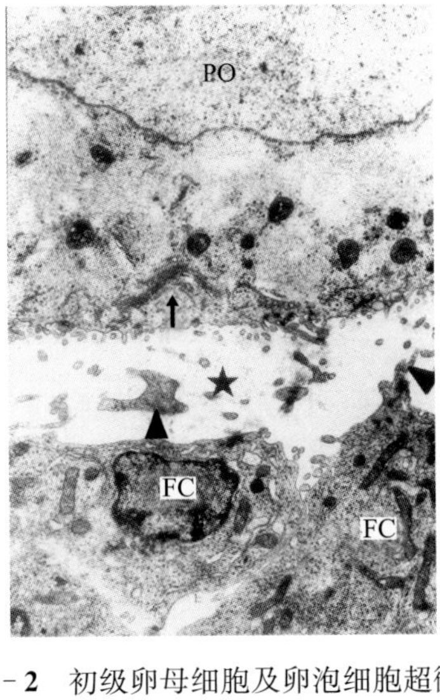

图 19－2　初级卵母细胞及卵泡细胞超微结构

2. 子宫内膜增生期

观察要点：子宫上皮内多为分泌细胞(SC)，核圆形，核仁清楚。胞质内细胞器丰富，未见糖原团块，为增生早期上皮细胞。细胞表面有短小的微绒毛(↑)。右上角为纤毛细胞(CC)，顶部可见纤毛基部和基体(▲)。上皮下方为基膜和固有层的基质细胞(★)(图 19－3)。

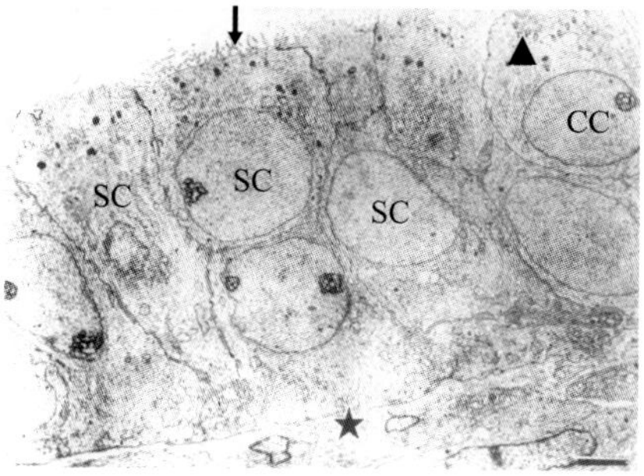

图 19－3　子宫内膜增生期超微结构

3. 子宫内膜分泌期

观察要点：分泌期子宫内膜上皮细胞的主要特征是胞质出现大量糖原。图 19－4 示细胞核下区密集的糖原颗粒聚集成斑块状(☆)，形成光镜下的核下空泡。有的细胞核上区也有糖原团块(☆)，并见细胞呈顶浆分泌排出糖原(↑)。分泌细胞游离面有微绒毛(△)(图 19－4)。

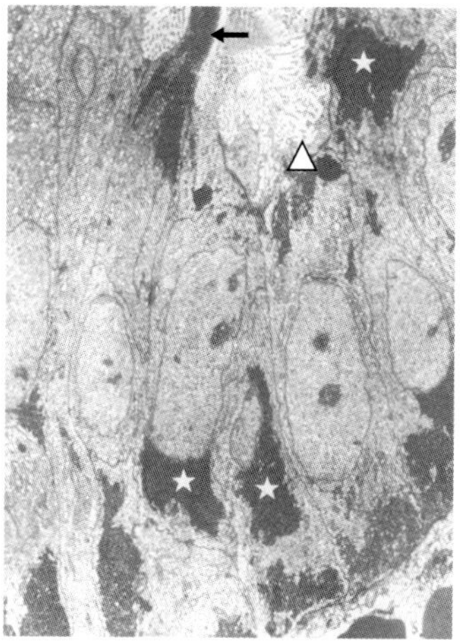

图 19－4　子宫内膜分泌期超微结构

三、 课堂讨论

（1）卵泡发育成熟过程中形态结构的演变如何？排卵后有何变化？各分泌哪些激素？

（2）子宫内膜周期性变化的意义。

附录

相关器官组织学彩图

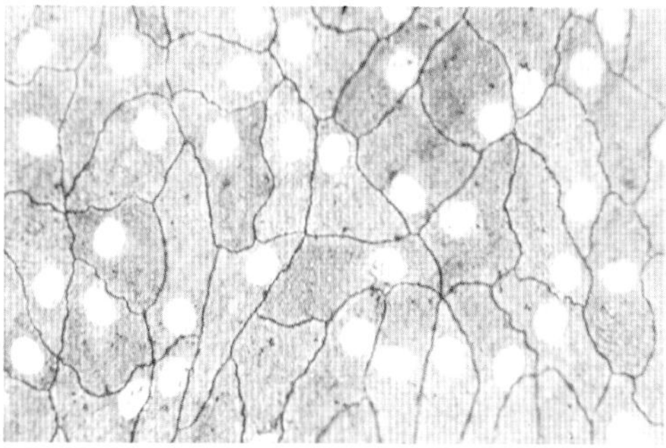

图 2－1 单层扁平上皮（表面观）

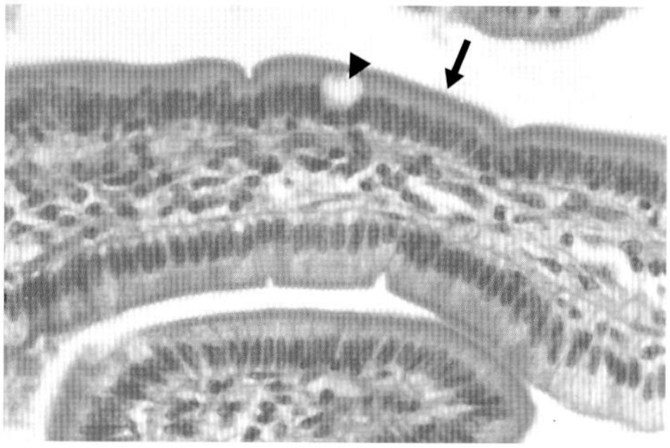

图 2－2 单层柱状上皮

注 ↑纹状缘；▲杯状细胞。

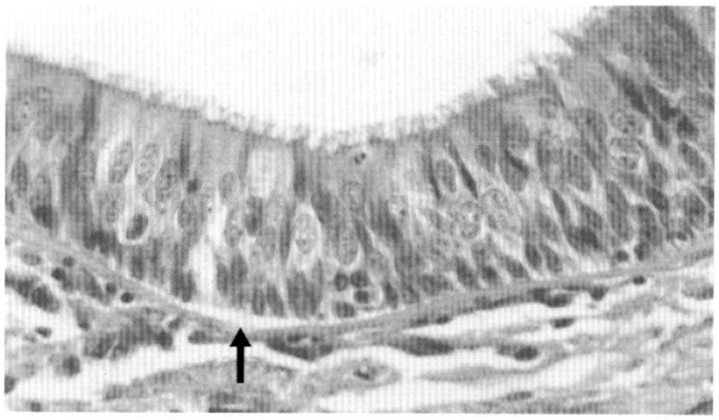

图 2－3 假复层纤毛柱状上皮

注 ↑基膜。

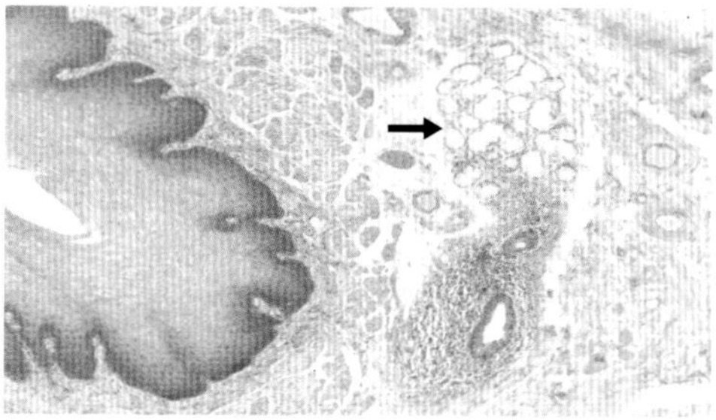

图 2－4 未角化复层扁平上皮

注 ↑食管腺。

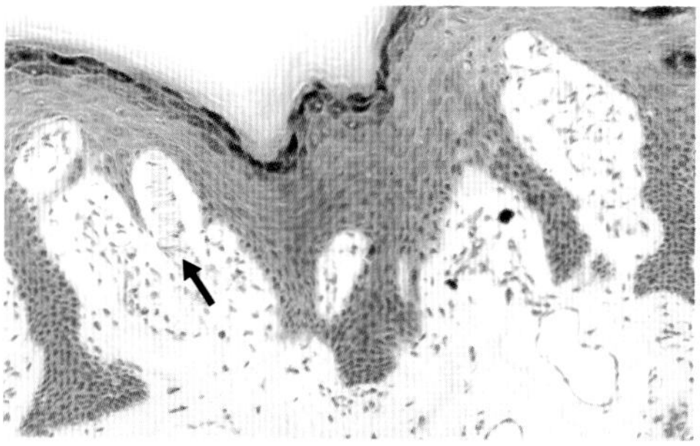

图 2－5 角化复层扁平上皮

注 ↑触觉小体。

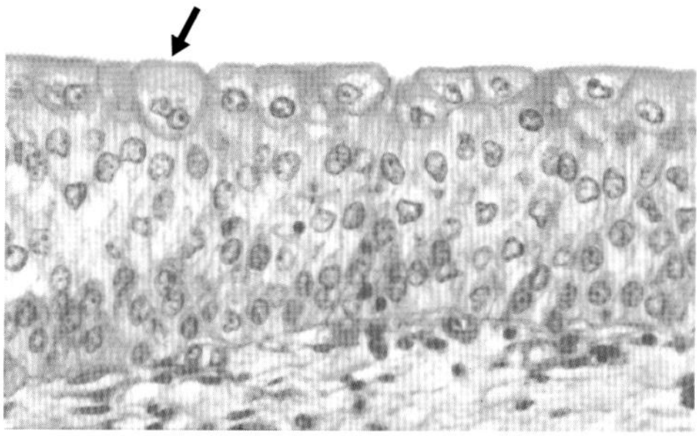

图 2－6 收缩状态变移上皮

注 ↑盖细胞。

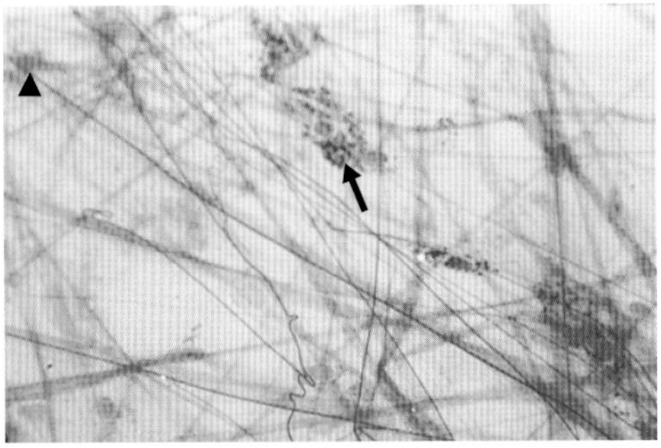

图 3-1 疏松结缔组织铺片
（活体注射台盼蓝＋Weigert 偶氮洋红染色）

注 ↑巨噬细胞；▲成纤维细胞。

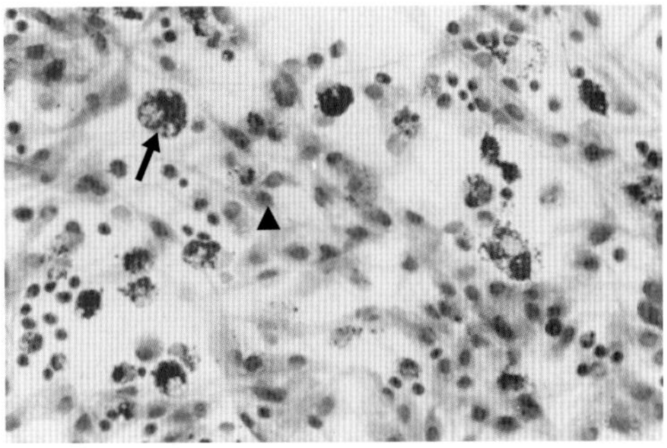

图 3-2 肠系膜整装片
（活体注射卡红＋苏木精染色）

注 ↑巨噬细胞；▲成纤维细胞。

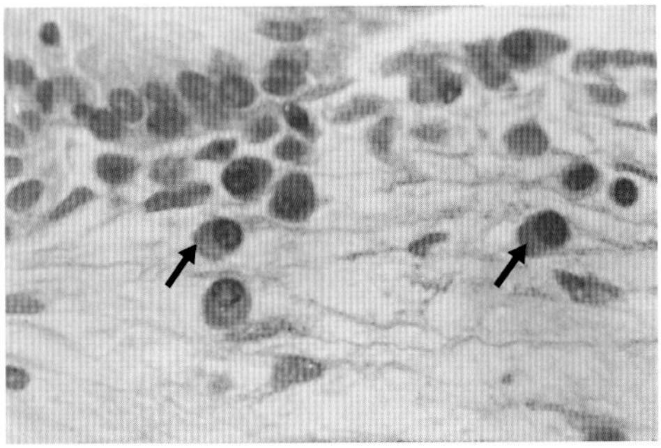

图 3-3 浆细胞（↑）

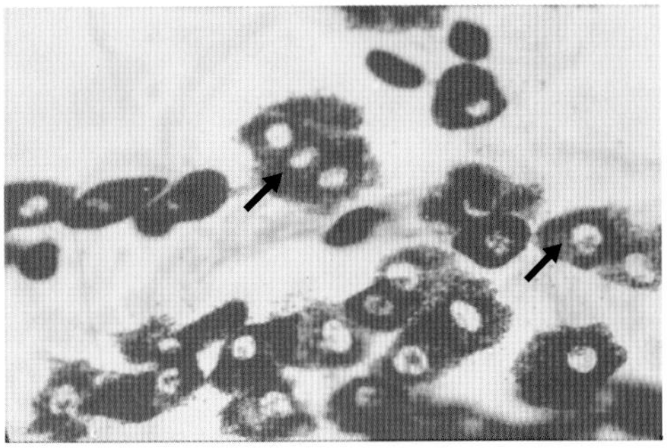

图 3-4 肥大细胞（↑，甲苯胺蓝染色）

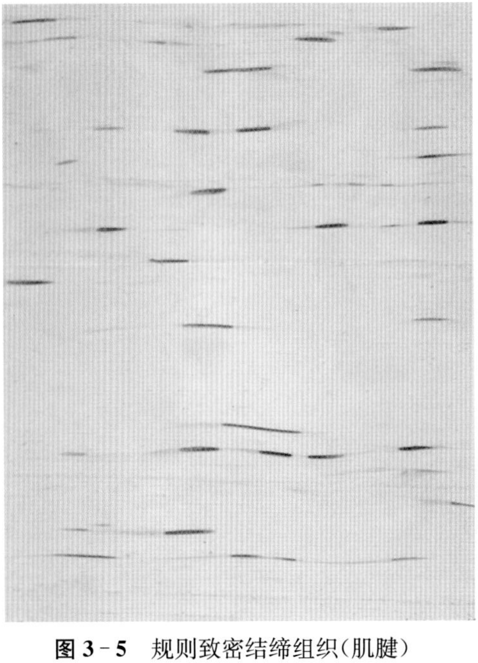

图 3-5 规则致密结缔组织（肌腱）

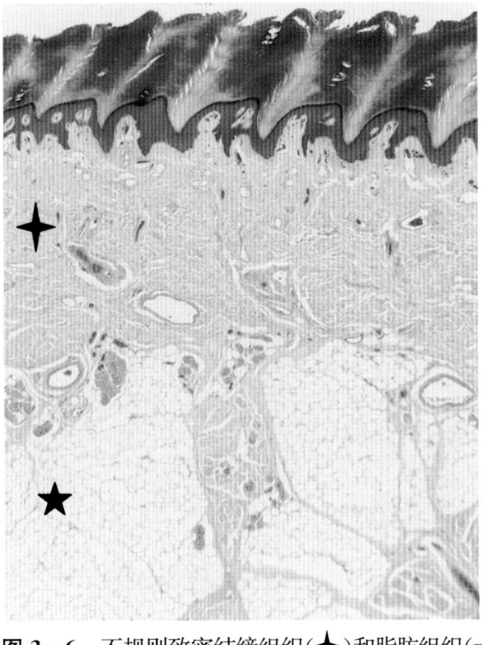

图 3-6 不规则致密结缔组织（✦）和脂肪组织（★）

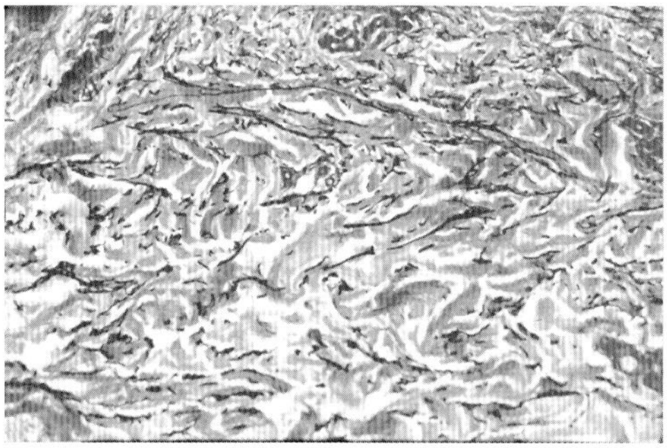

图 3－7 不规则致密结缔组织(弹性纤维染色)

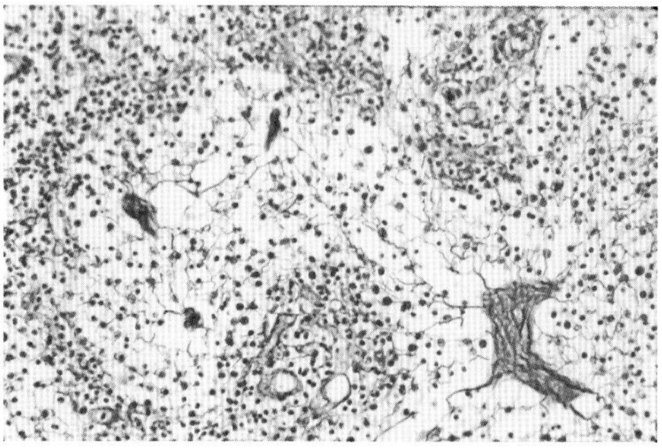

图 3－8 网状纤维(镀银染色)

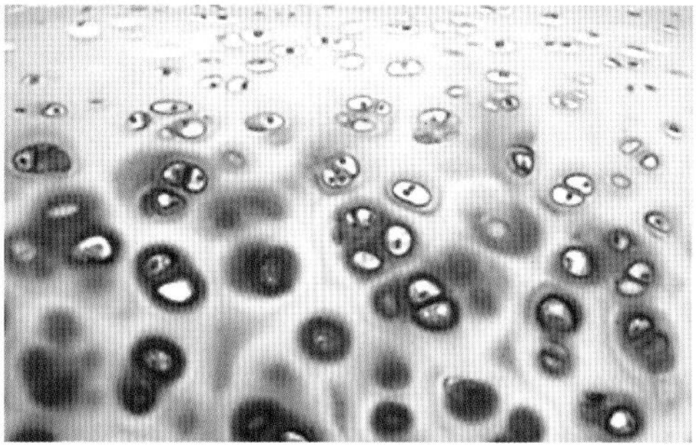

图 4－1 透明软骨

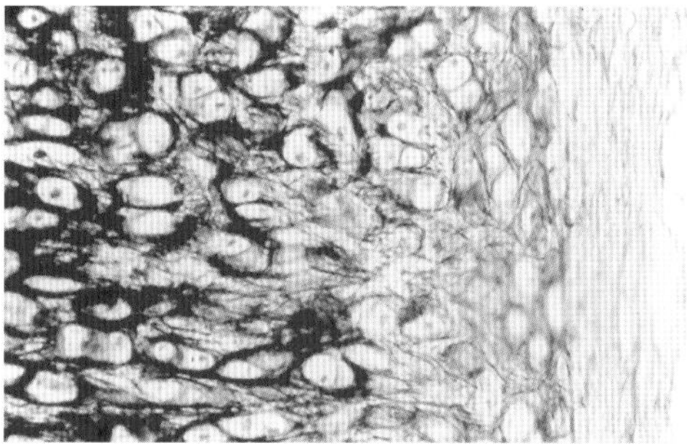

图 4－2 弹性软骨

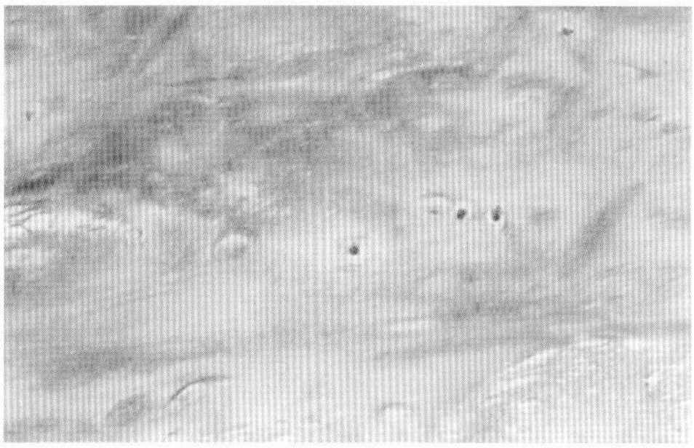

图 4－3 纤维软骨

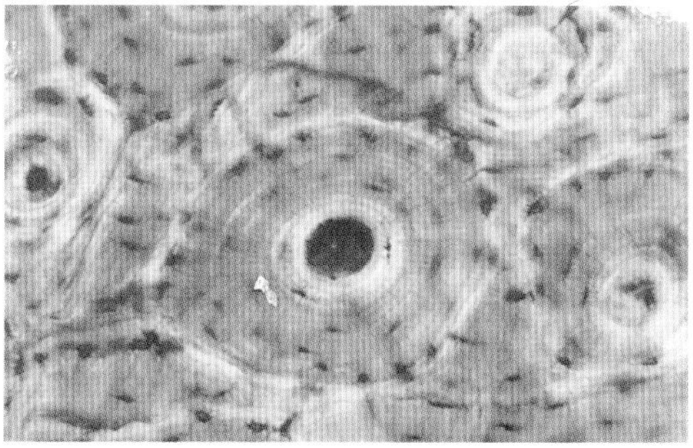

图 4－4 骨单位

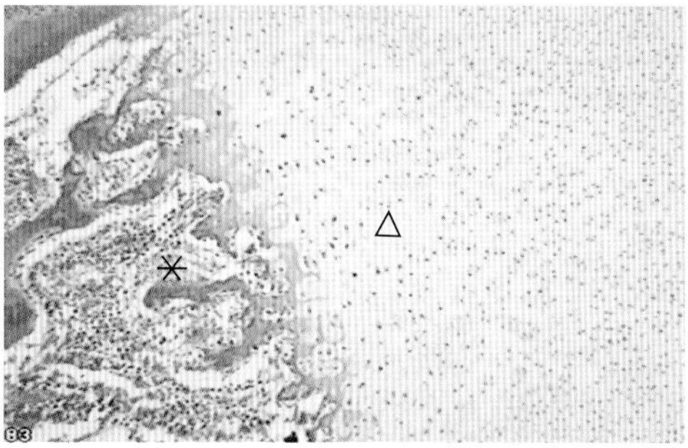

图 4－5 长骨发生

注 ＊成骨区;△软骨钙化区。

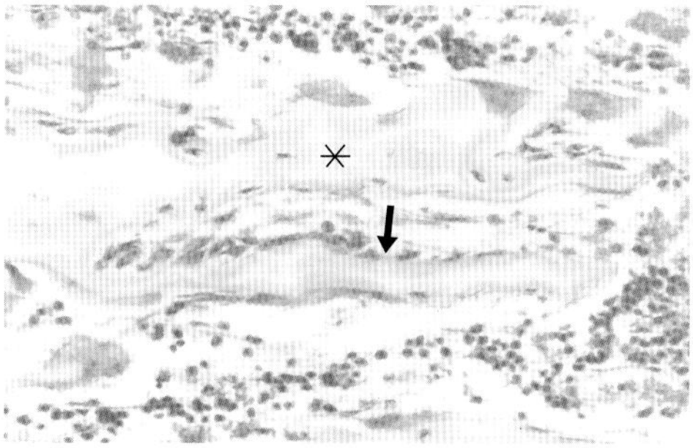

图 4－6 成骨区

注 ＊骨小梁;↑成骨细胞。

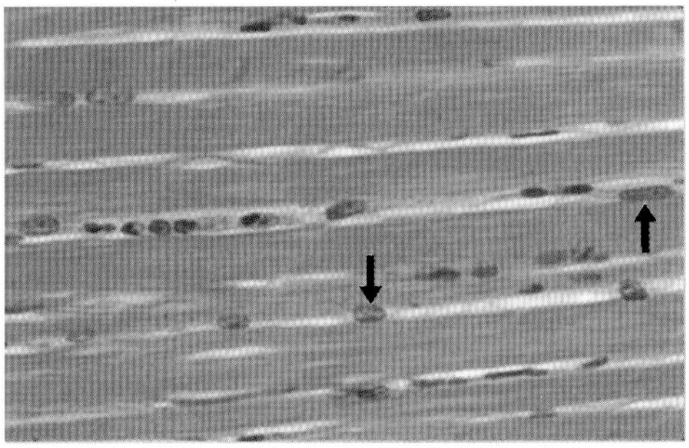

图 5－1　骨骼肌纵切面
注　↑骨骼肌纤维细胞核。

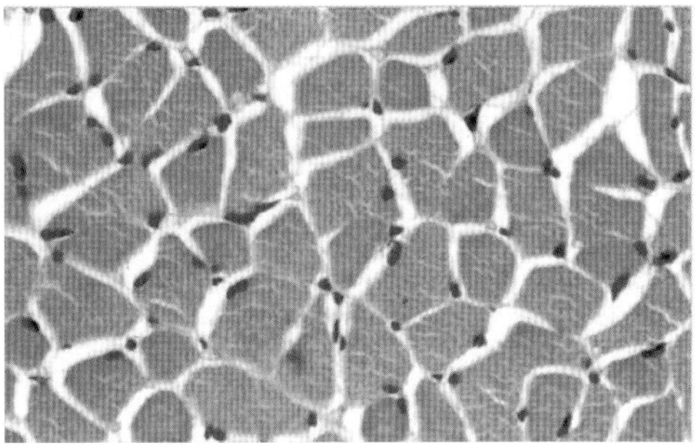

图 5－2　骨骼肌横切面

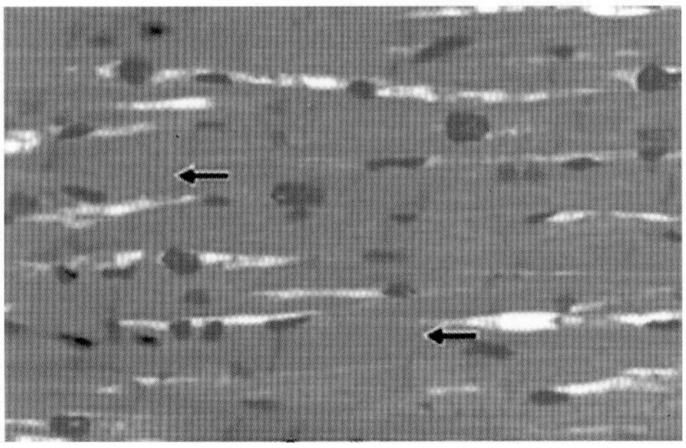

图 5－3　心肌纵切面
注　↑闰盘。

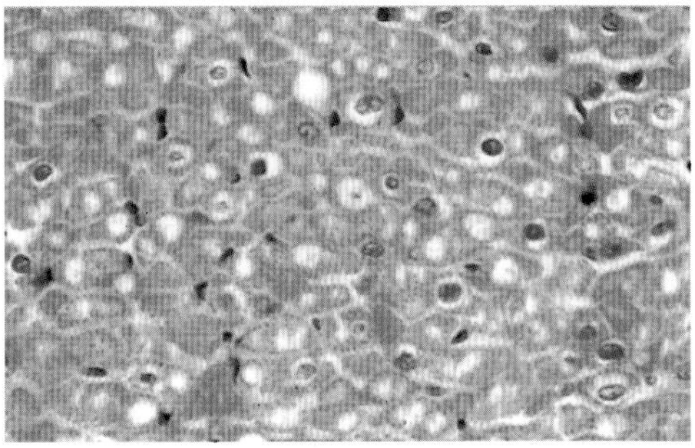

图 5－4　心肌横切面

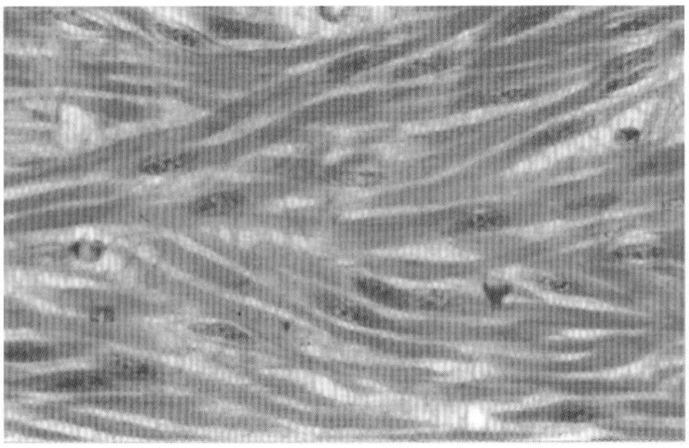

图 5－5　平滑肌纵切面

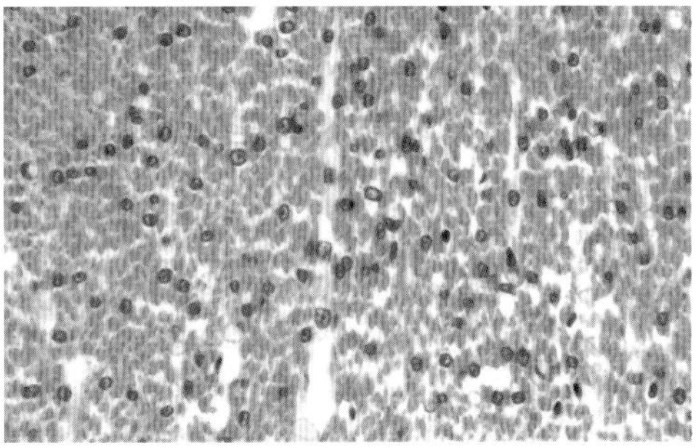

图 5－6　平滑肌横切面

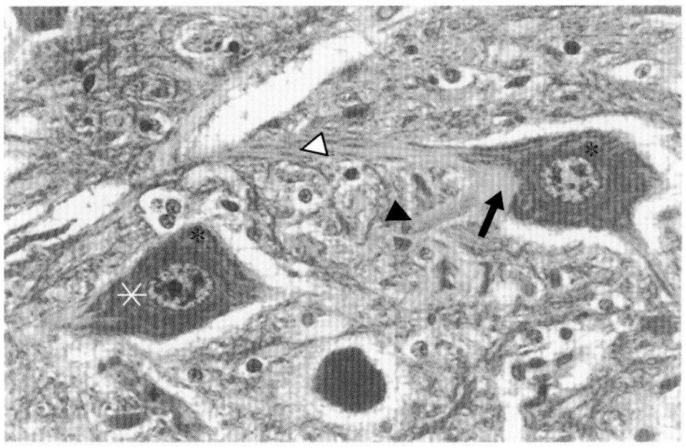

图 6－1　脊髓前角运动神经元
注　*尼氏体；↑轴丘；▲轴突；△树突。

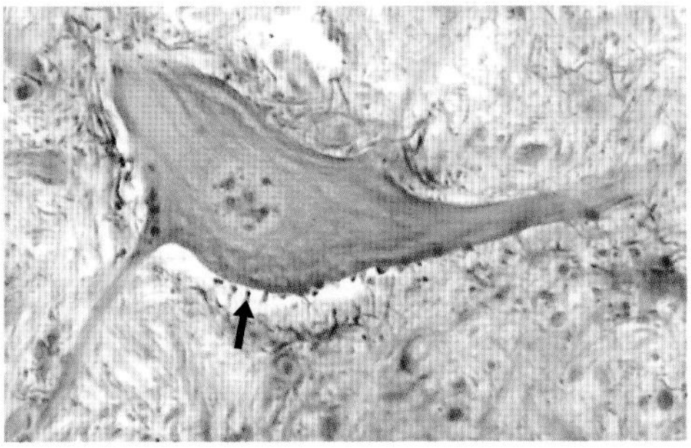

图 6－2　脊髓前角运动神经元(银染)
注　↑突触。

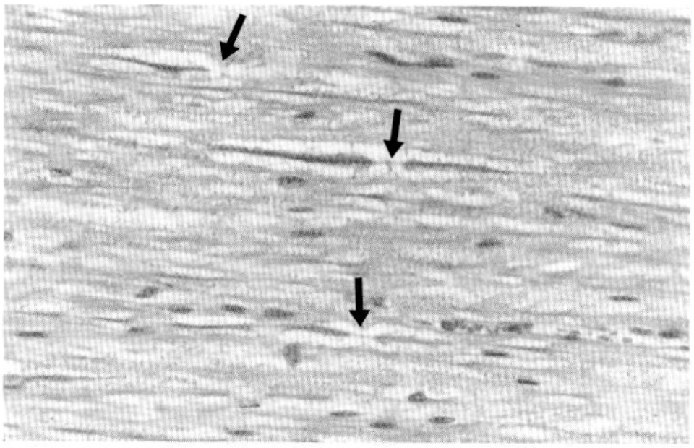

图 6－3　有髓神经纤维纵切面

注　↑郎飞结。

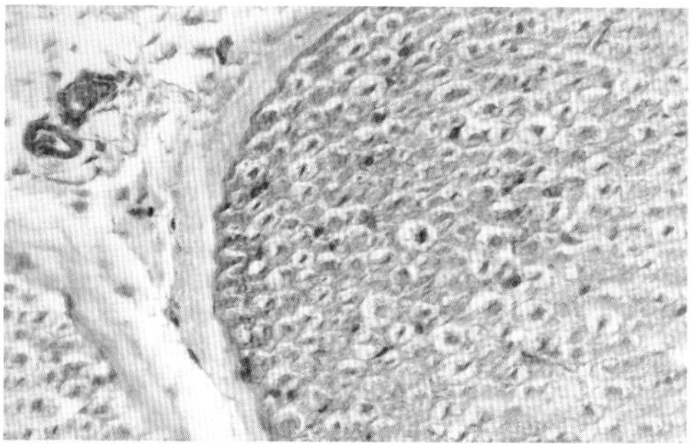

图 6－4　有髓神经纤维横切面

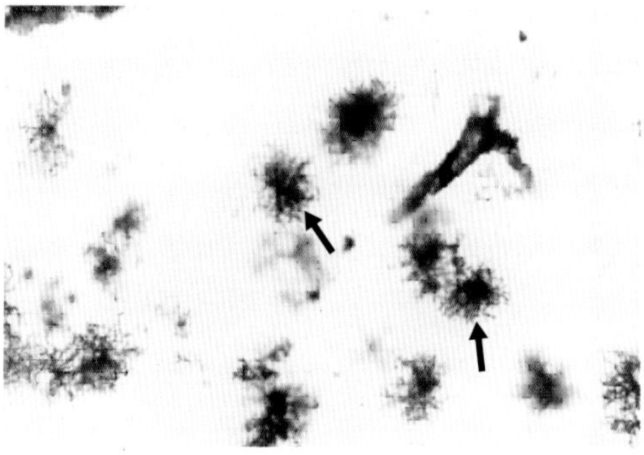

图 7－1　大脑灰质(银染)

注　↑原浆性星形胶质细胞。

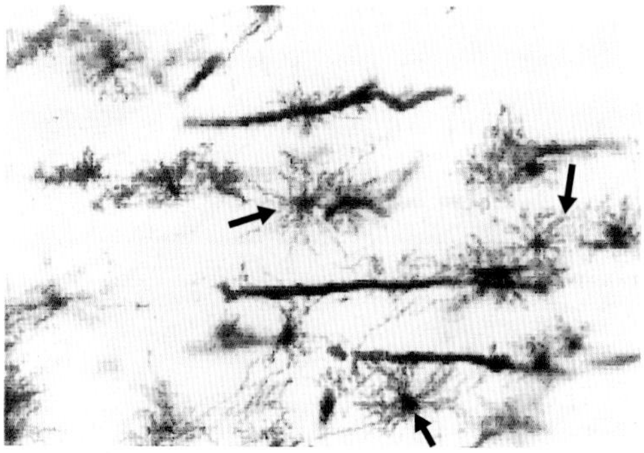

图 7－2　大脑灰质(银染)

注　↑纤维性星形胶质细胞。

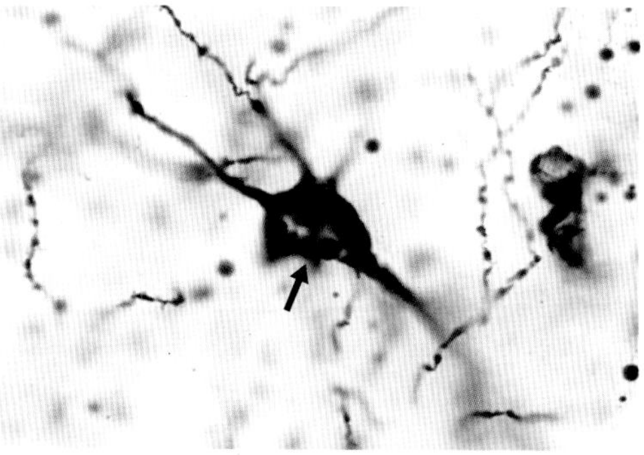

图 7－3　大脑灰质(银染)

注　↑少突胶质细胞。

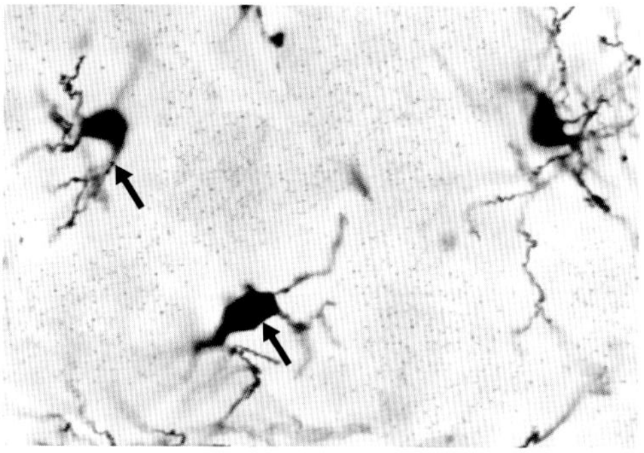

图 7－4　大脑灰质(银染)

注　↑小胶质细胞。

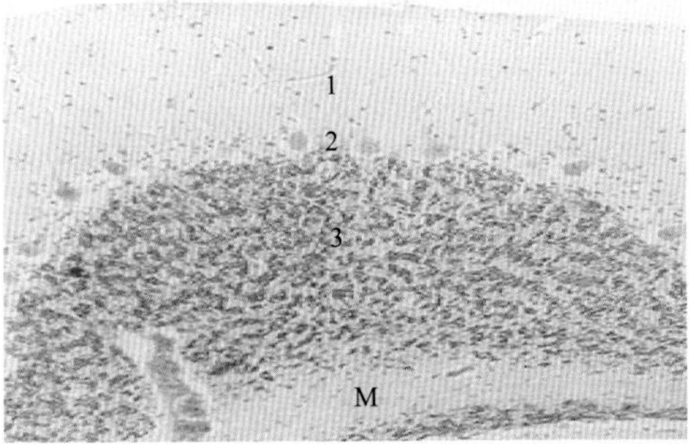

图 7-5　小脑皮质

注　1 分子层；2 浦肯野细胞层；3 颗粒层；M 髓质。

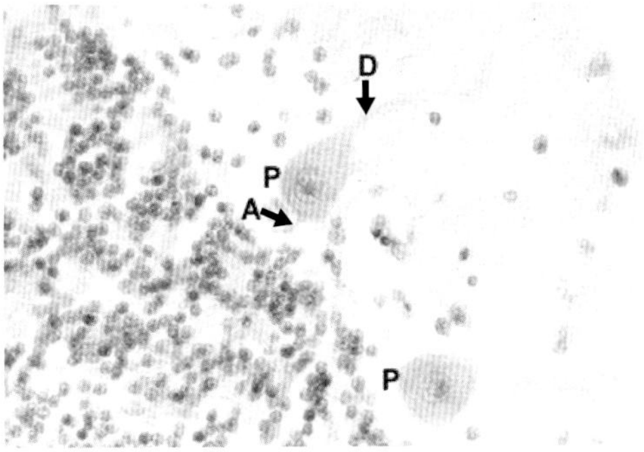

图 7-6　小脑浦肯野细胞

注　P 浦肯野细胞；D 粗大的主树突；A 轴突。

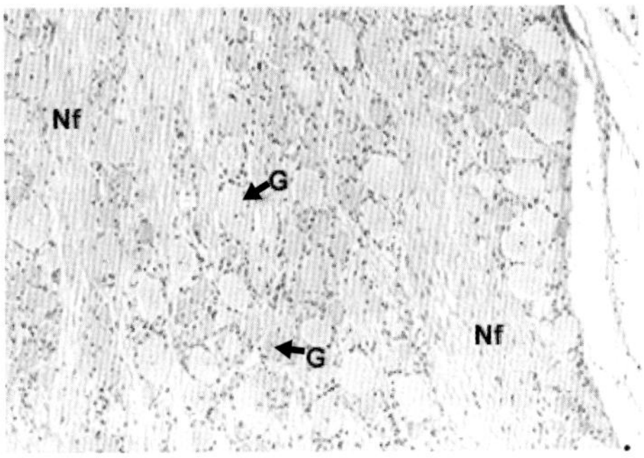

图 7-7　脊神经节

注　G 节细胞胞体；Nf 神经纤维。

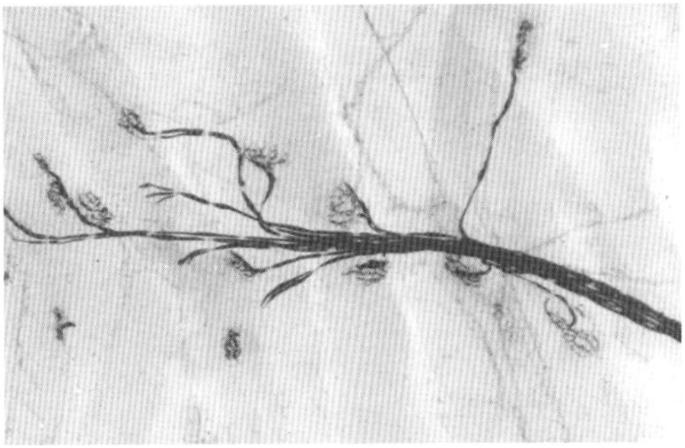

图 7-8　运动终板（骨骼肌压片，氯化金染色）

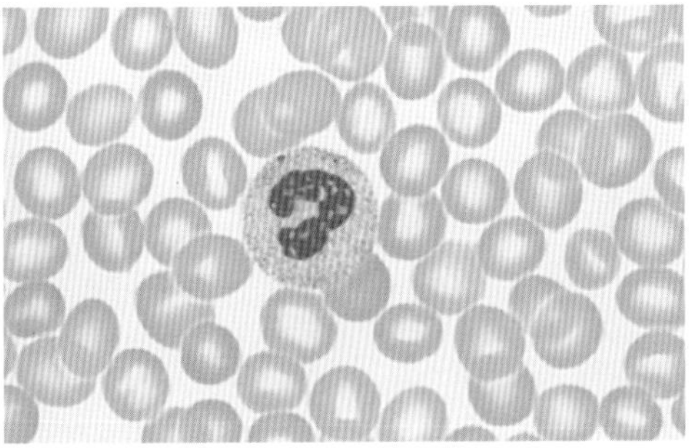

图 8-1　中性粒细胞（杆状核）

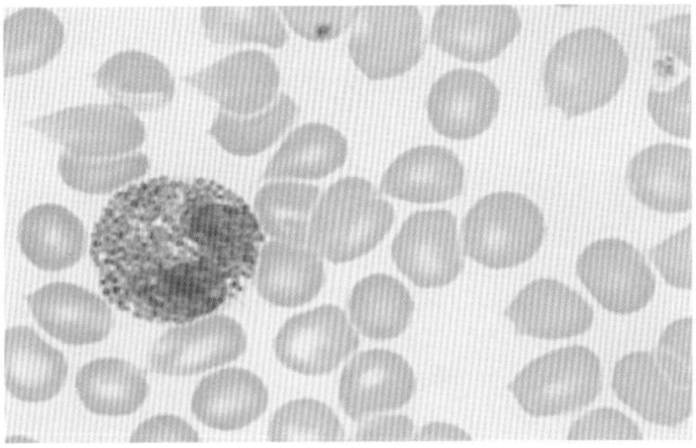

图 8-2　嗜酸性粒细胞

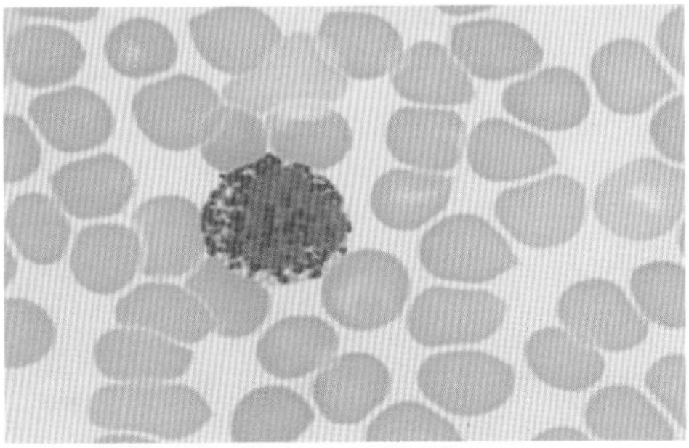

图 8-3　嗜碱性粒细胞

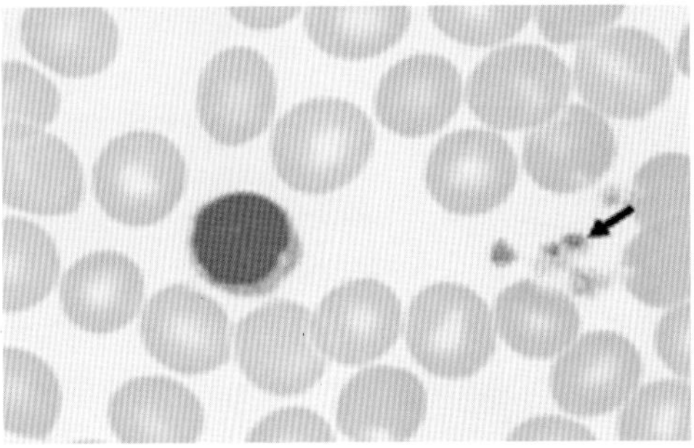

图 8-4　淋巴细胞

注　↑血小板。

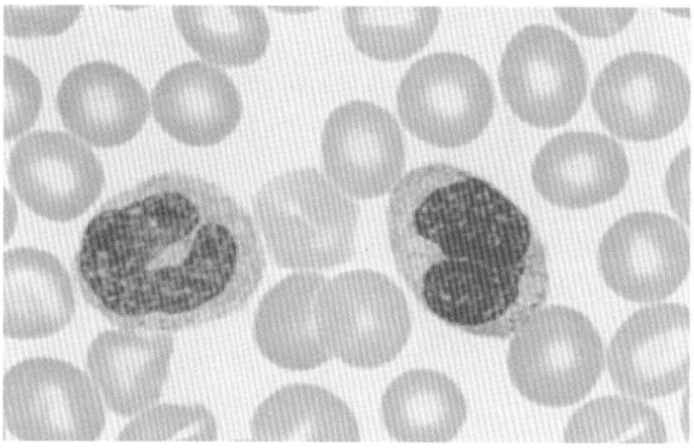

图 8－5　单核细胞

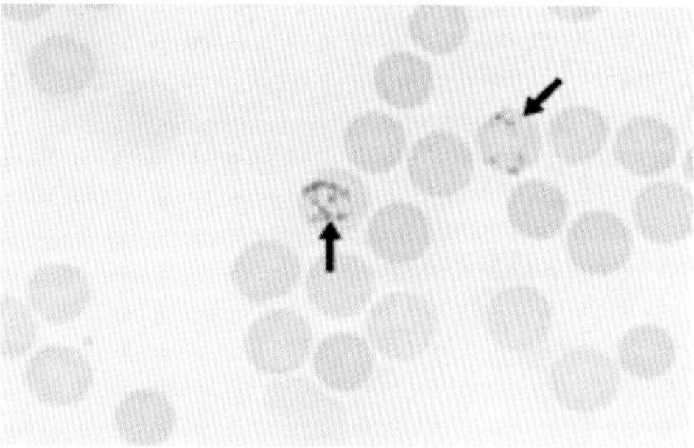

图 8－6　网织红细胞（↑，煌焦油蓝染色）

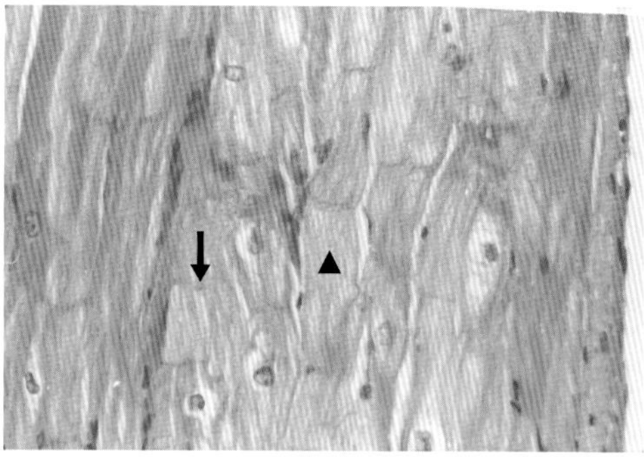

图 9－1　浦肯野纤维

注　↑闰盘；▲浦肯野纤维。

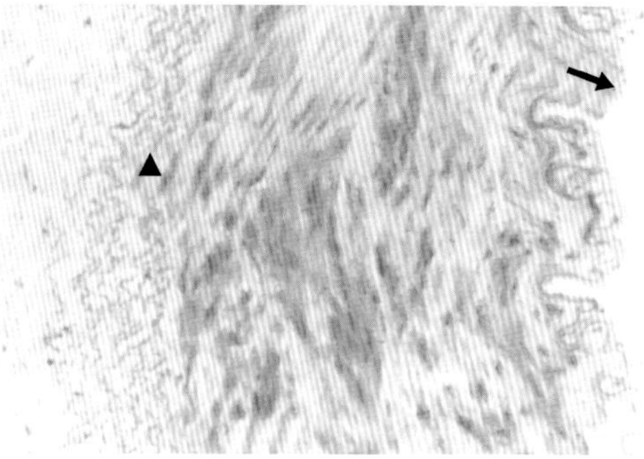

图 9－2　中动脉

注　↑内弹性膜；▲外弹性膜。

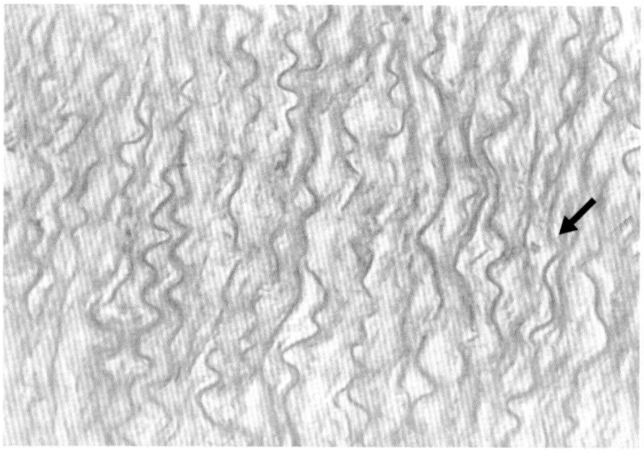

图 9－3　大动脉中膜

注　↑弹性膜。

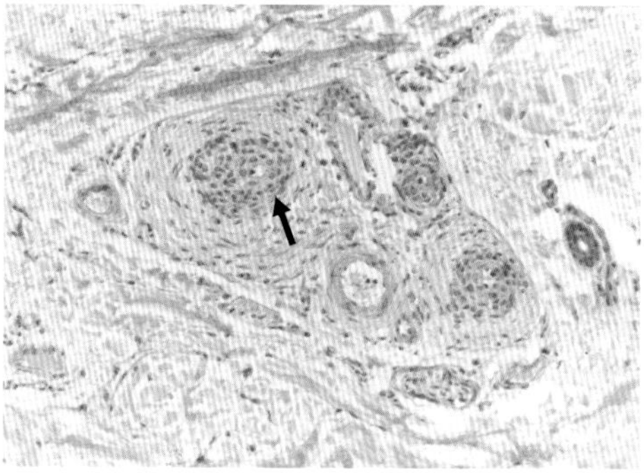

图 9－4　动静脉吻合（↑）

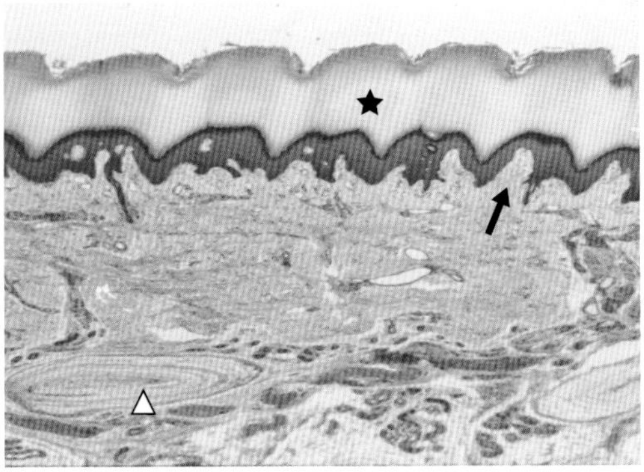

图 10－1　掌皮

注　★角质层；△环层小体；↑真皮乳头。

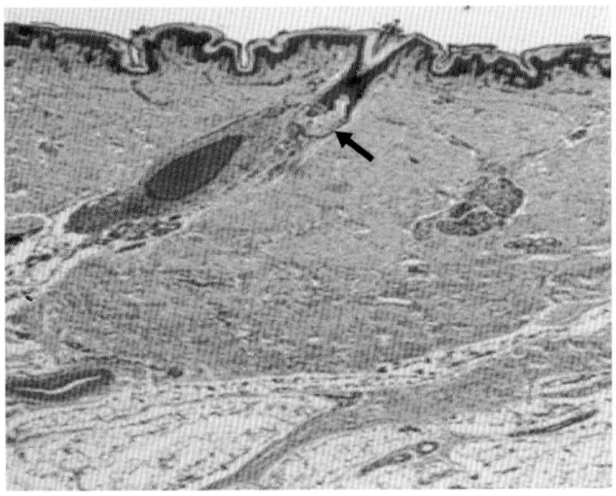

图 10－2　体皮

注　↑皮脂腺。

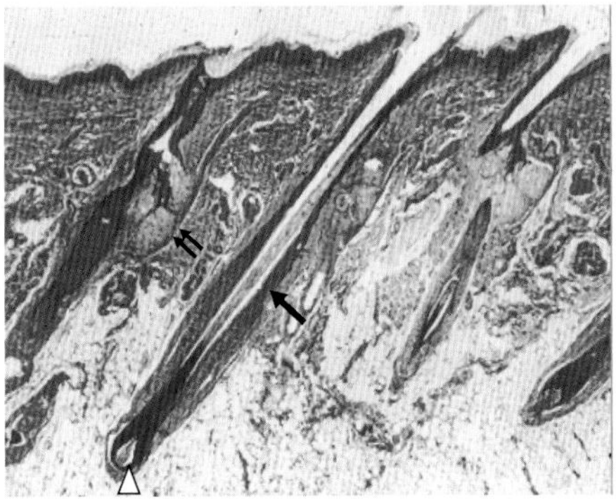

图 10－3　头皮

注　↑毛囊；↑↑立毛肌；△毛球。

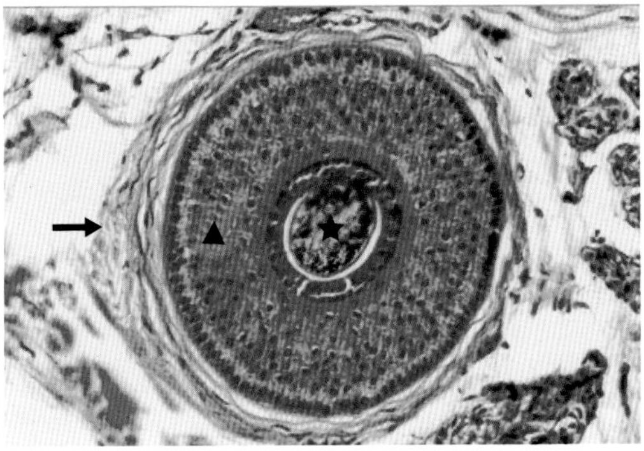

图 10－4　毛囊

注　↑结缔组织鞘；▲上皮组织鞘；★毛根。

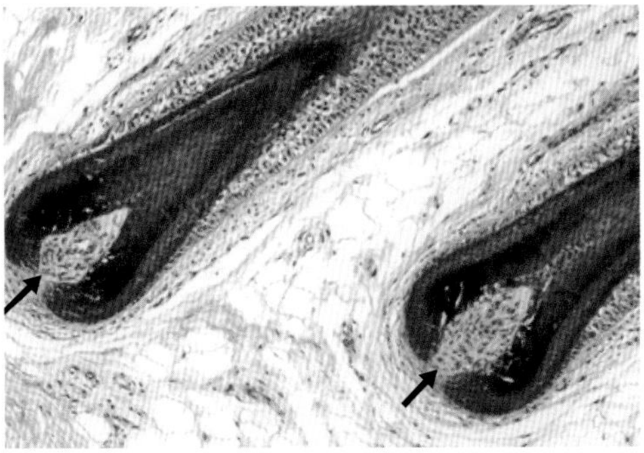

图 10－5　头皮

注　↑毛乳头。

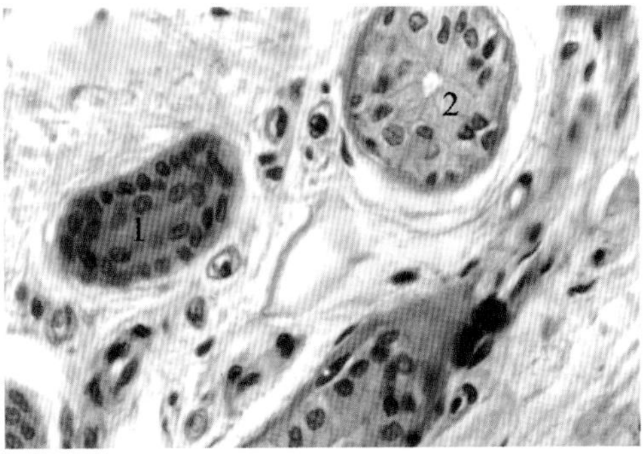

图 10－6　汗腺

注　1 导管；2 分泌部。

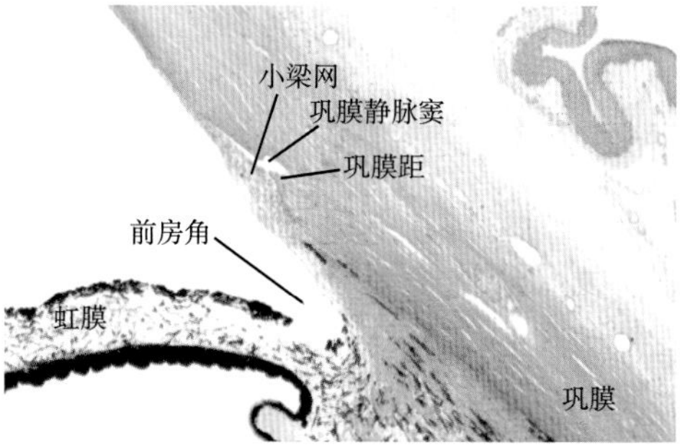

图 11-1 人眼角膜缘和虹膜横切面

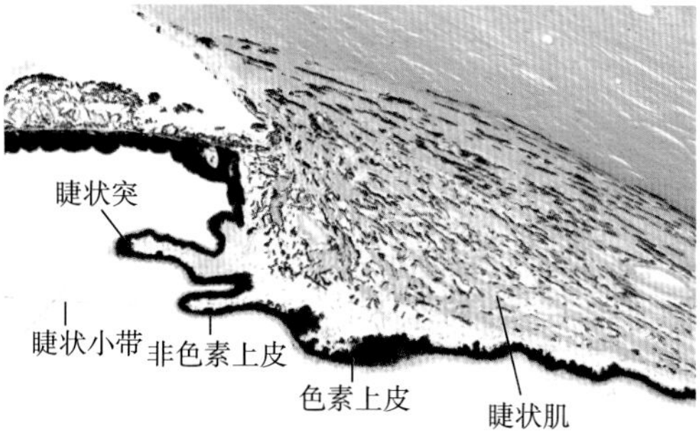

图 11-2 人眼睫状体横切面

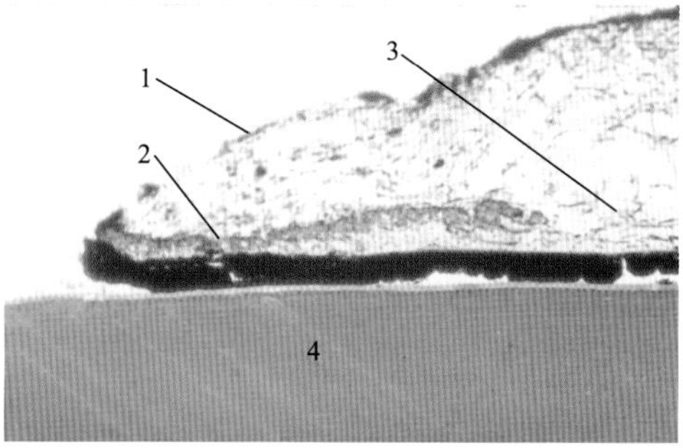

图 11-3 人眼虹膜和晶状体横切面

注 1 前缘层;2 瞳孔括约肌;3 瞳孔开大肌;4 晶状体。

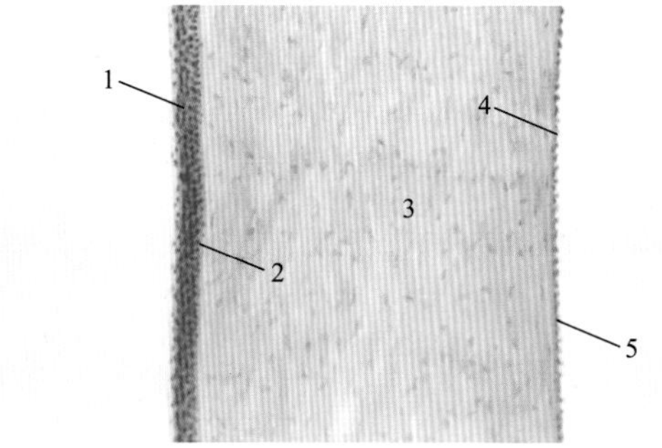

图 11-4 人眼角膜横切面

注 1 角膜上皮;2 前界层;3 角膜基质;4 后界层;5 角膜内皮。

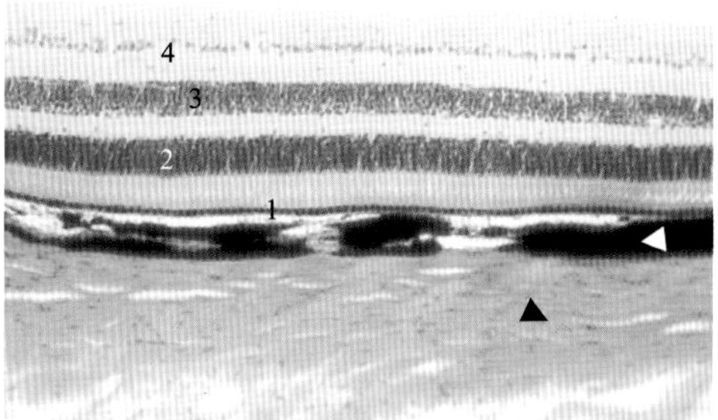

图 11-5 眼球后部

注 1 色素上皮层;2 视细胞层;3 双极细胞层;4 节细胞层;△脉络膜;▲巩膜。

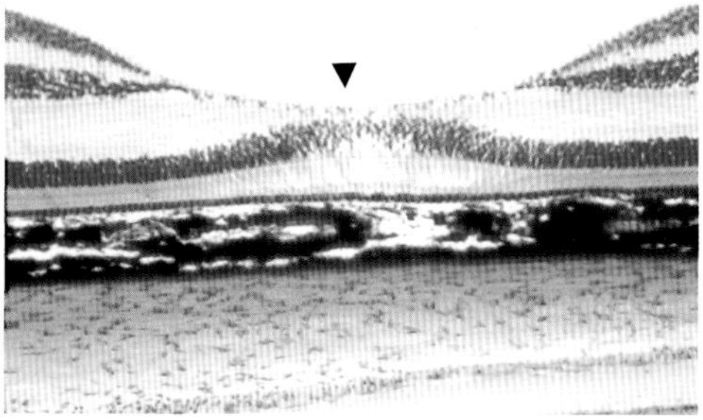

图 11-6 视网膜

注 ▲黄斑中央凹。

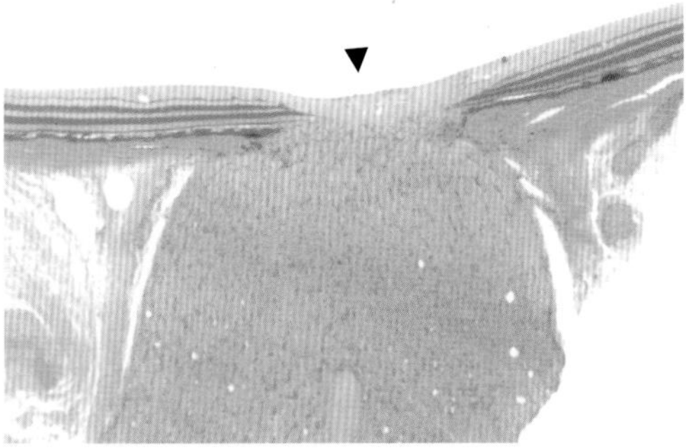

图 11－7 视网膜

注 ▲视神经乳头。

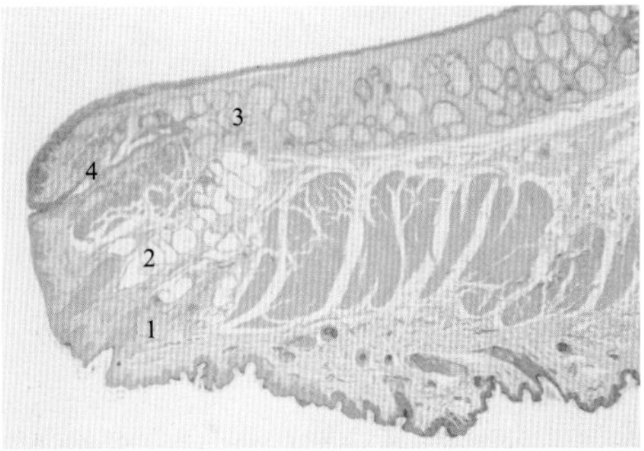

图 11－8 人眼睑横切面

注 1 睑缘腺;2 睫腺;3 睑板腺腺泡;4 睑板腺导管。

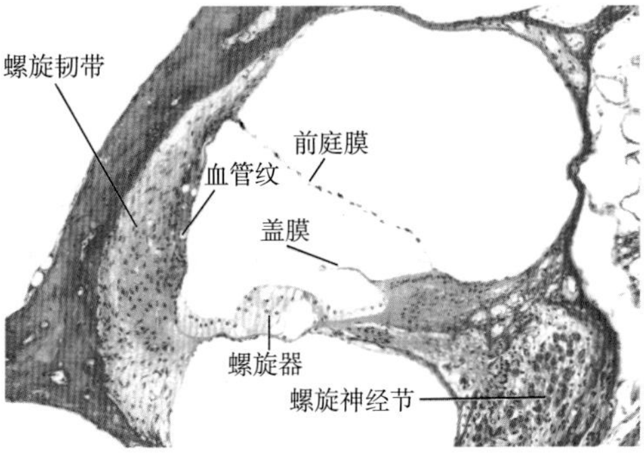

图 11－9 豚鼠内耳蜗管

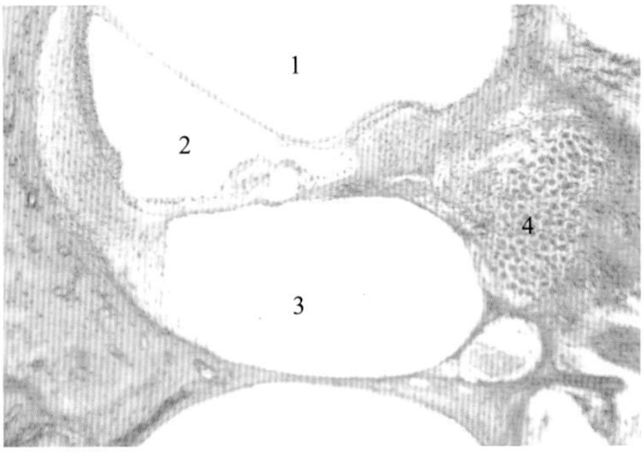

图 11－10 豚鼠内耳蜗管

注 1 前庭阶;2 膜蜗管;3 鼓室阶;4 耳蜗神经节。

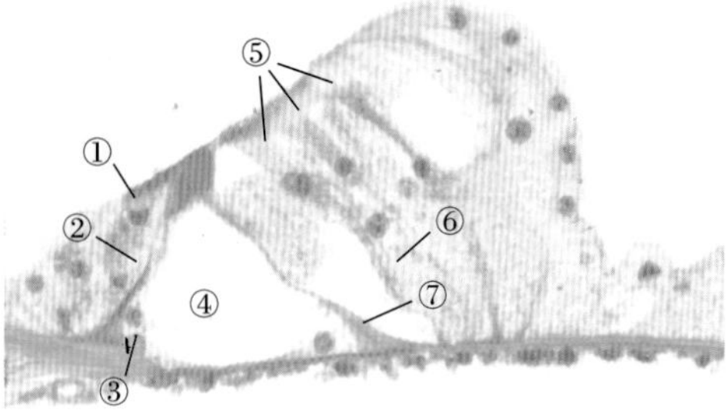

图 11－11 豚鼠内耳螺旋器

注 ①内毛细胞;②内指细胞;③内柱细胞;④内隧道;⑤外毛细胞;⑥外指细胞;⑦外柱细胞。

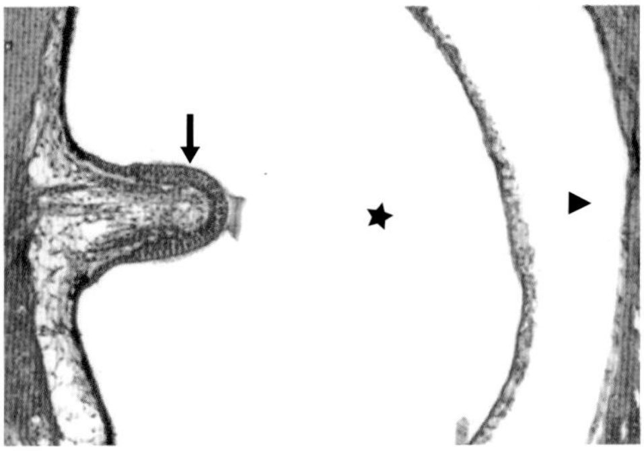

图 11－12 豚鼠内耳壶腹嵴

注 ▲骨迷路;★膜半规管壶腹;↑壶腹嵴。

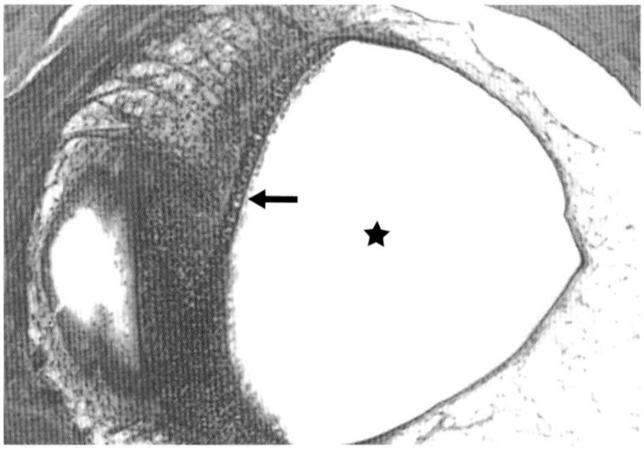

图 11－13　豚鼠位觉斑

注　★球囊；↑球囊斑。

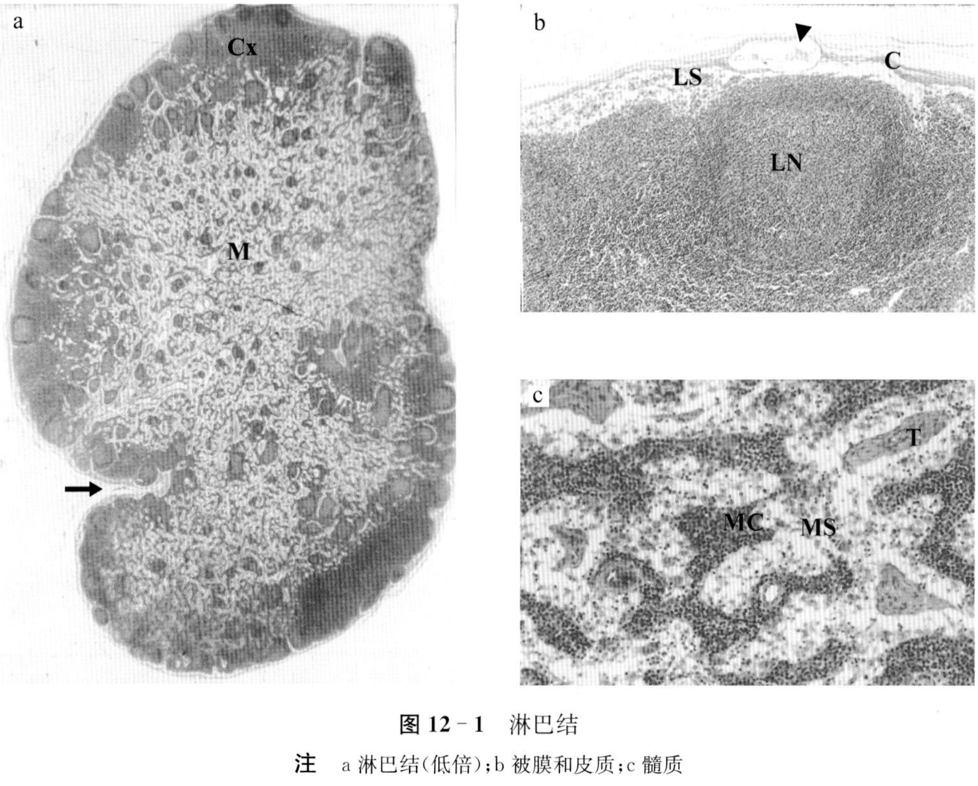

图 12－1　淋巴结

注　a 淋巴结(低倍)；b 被膜和皮质；c 髓质

(↑输出淋巴管，▲输入淋巴管，C 被膜，LS 被膜下窦，

LN 淋巴小结，Cx 皮质，M 髓质，T 小梁，MC 髓索，MS 髓窦)。

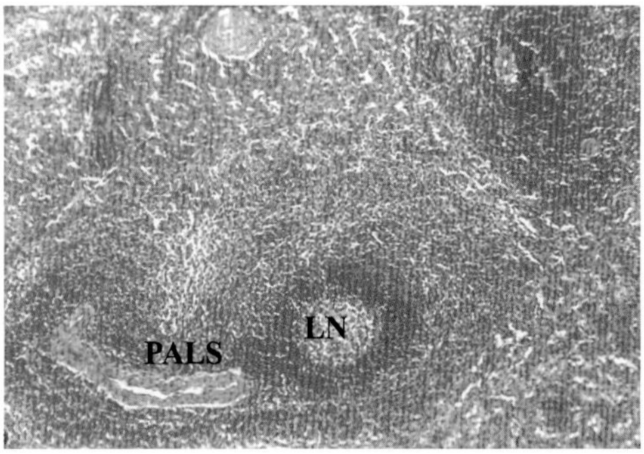

图 12－2　脾白髓

注　PALS 动脉周围淋巴鞘；LN 脾小体。

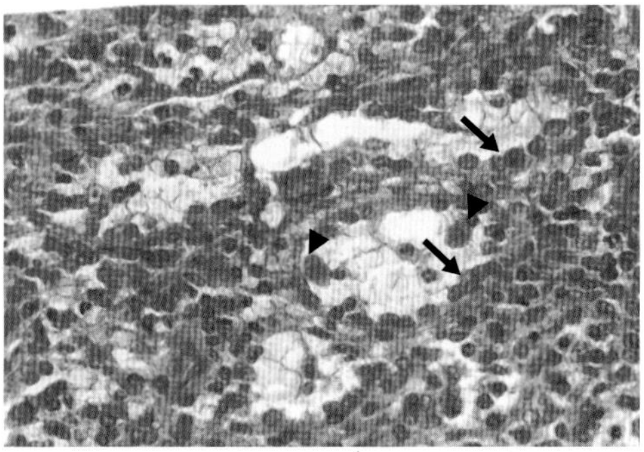

图 12－3　脾红髓

注　↑脾血窦内皮细胞；▲巨噬细胞。

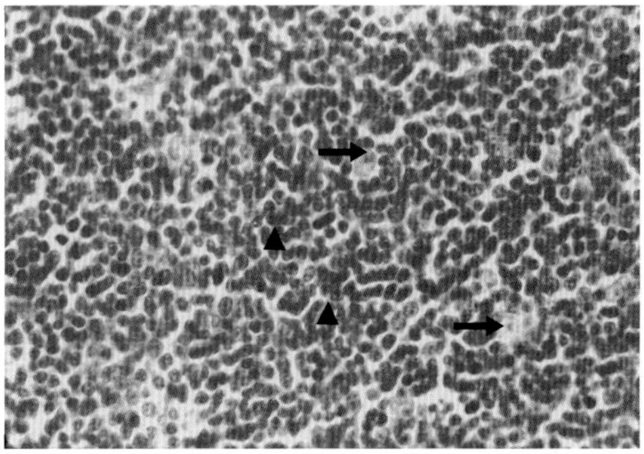

图 12－4　胸腺皮质

注　↑胸腺上皮细胞；▲胸腺细胞。

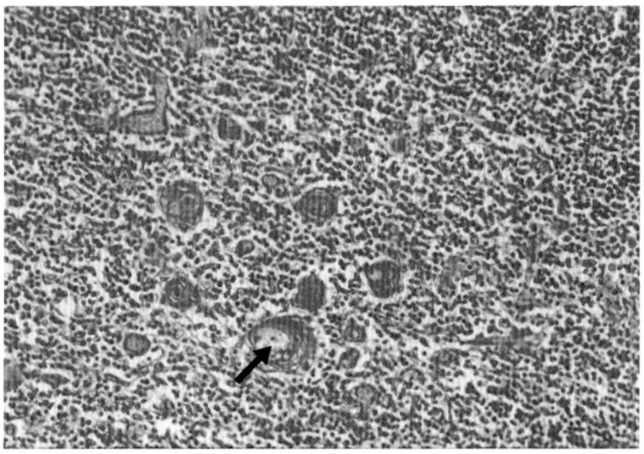

图 12－5　胸腺髓质

注　↑胸腺小体。

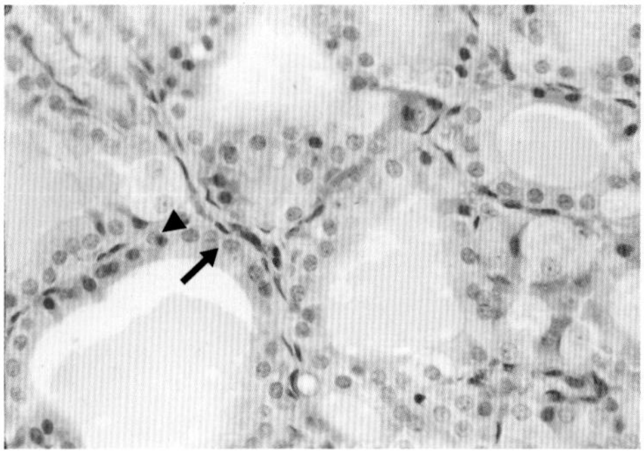

图 13－1　甲状腺

注　↑滤泡上皮细胞；▲滤泡旁细胞。

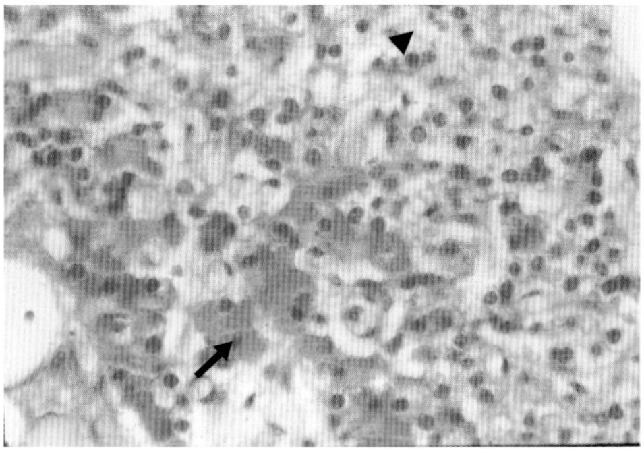

图 13－2　甲状旁腺

注　↑嗜酸性细胞；▲主细胞。

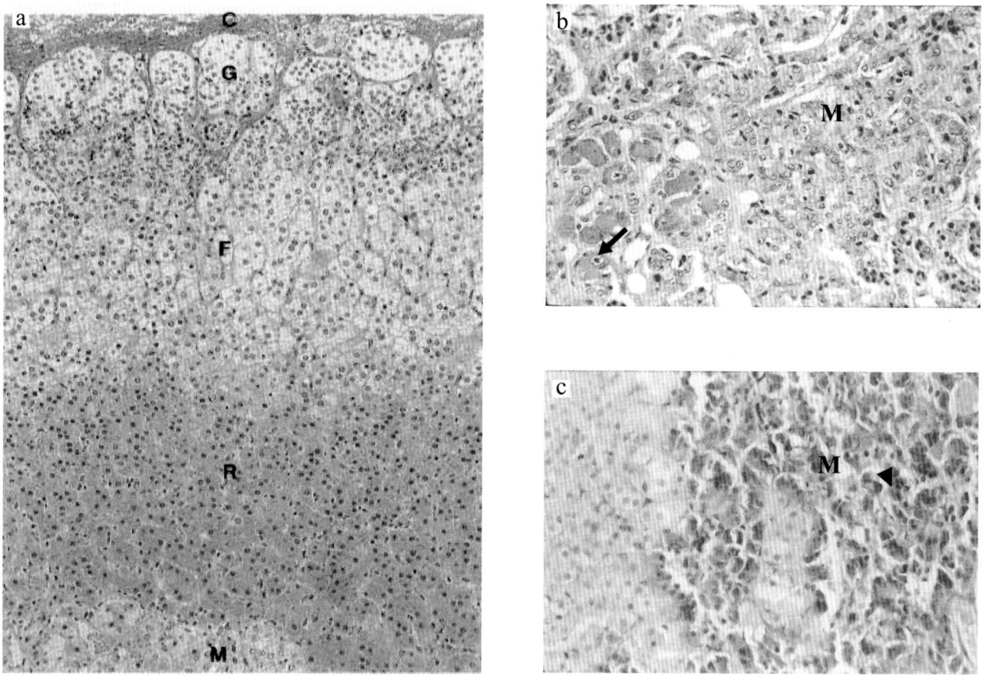

图 13－3　肾上腺

注　a 肾上腺(低倍)；b 髓质(HE 染色)；c 髓质(铬盐染色)
(C 被膜，G 球状带，F 束状带，R 网状带，M 髓质，↑交感神经节细胞，▲嗜铬细胞)。

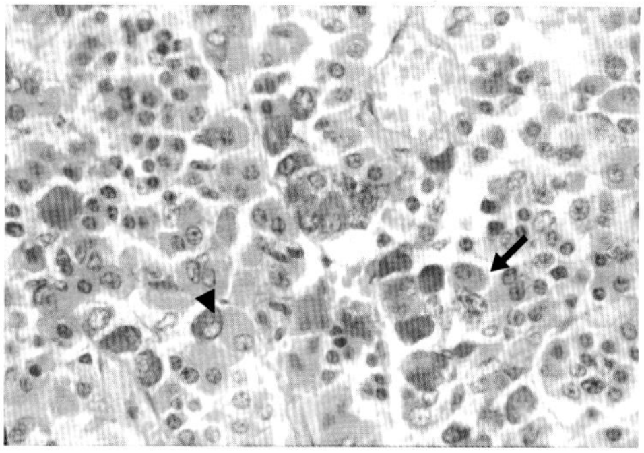

图 13－4　腺垂体

注　↑嗜酸性细胞；▲嗜碱性细胞。

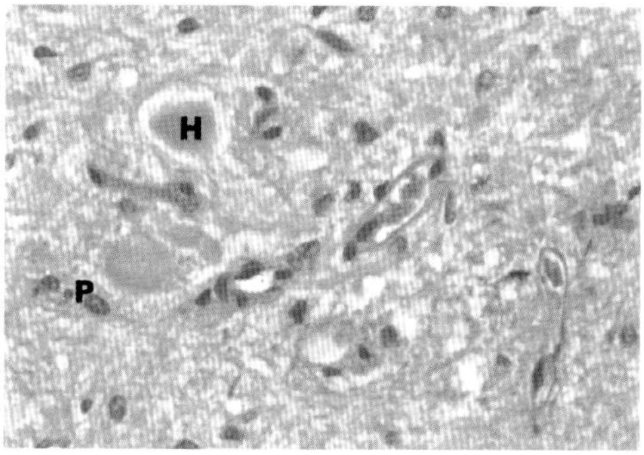

图 13－5　神经垂体

注　H 赫令体；P 垂体细胞。

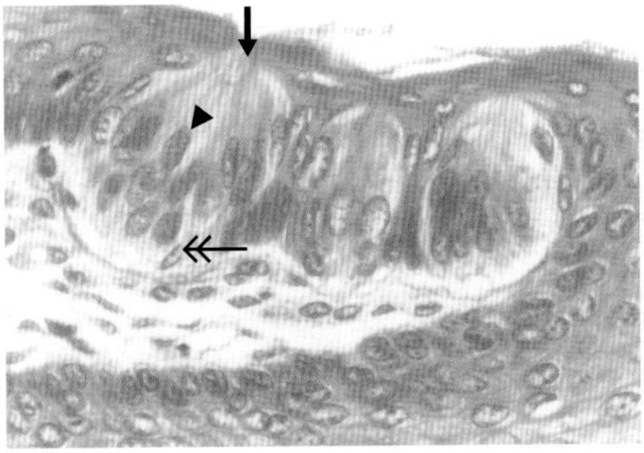

图 14－1　味蕾

注　↑味孔；▲味细胞；⇑基细胞。

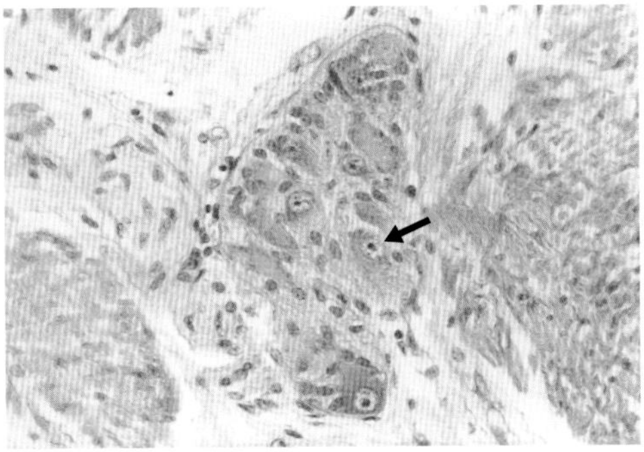

图 14－2　肌间神经丛

注　↑神经元细胞。

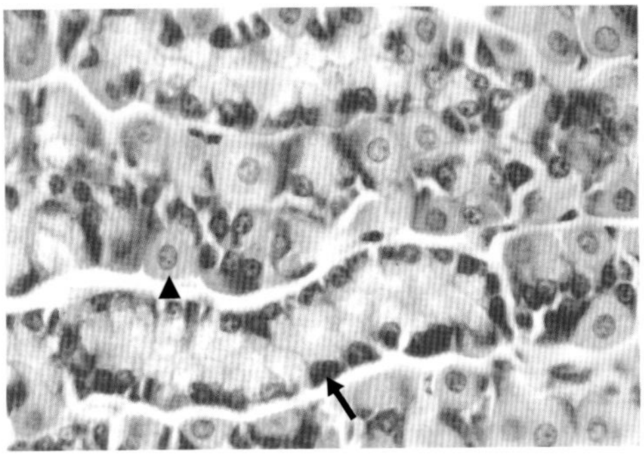

图 14－3　胃底腺

注　↑主细胞；▲壁细胞。

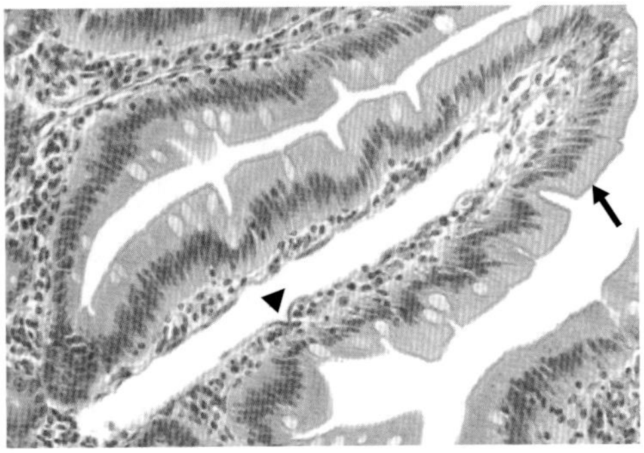

图 14－4　小肠绒毛

注　↑纹状缘；▲中央乳糜管。

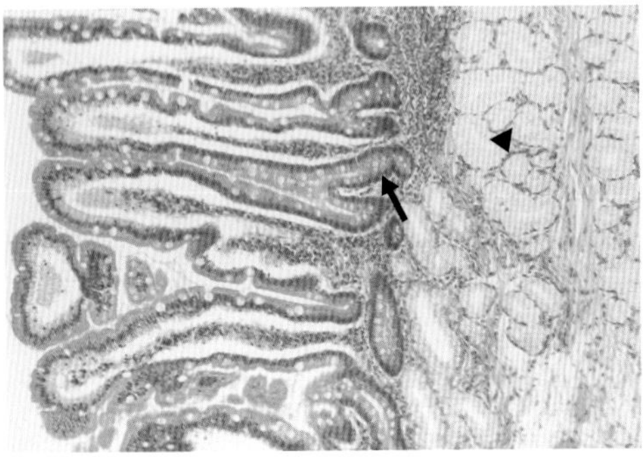

图 14－5　十二指肠

注　↑小肠腺；▲十二指肠腺。

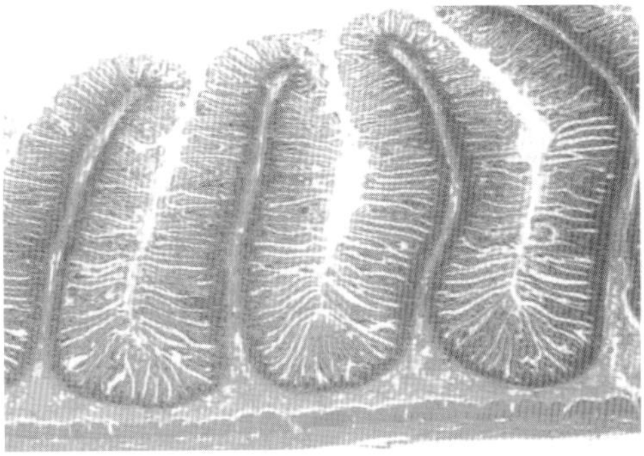

图 14－6　空肠(纵切面)

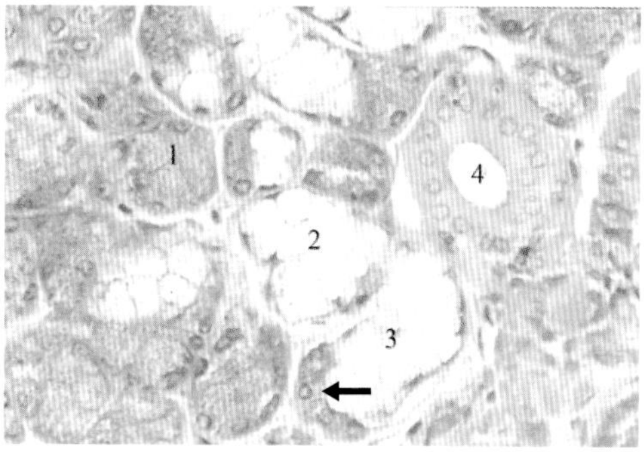

图 15－1　下颌下腺

注　1 浆液性腺泡；2 黏液性腺泡；3 混合性腺泡；4 导管；↑浆半月。

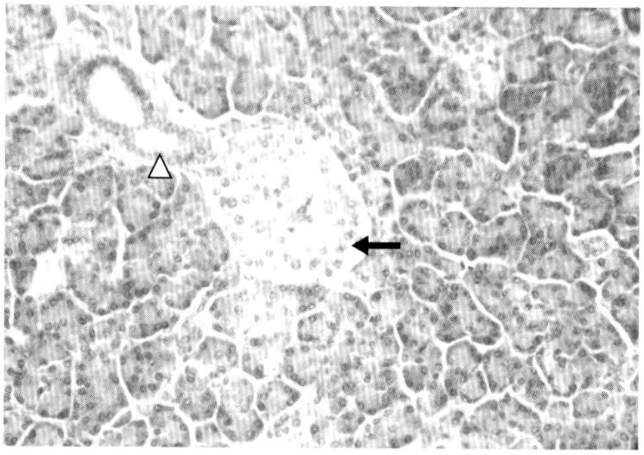

图 15－2　胰腺

注　↑胰岛；△导管。

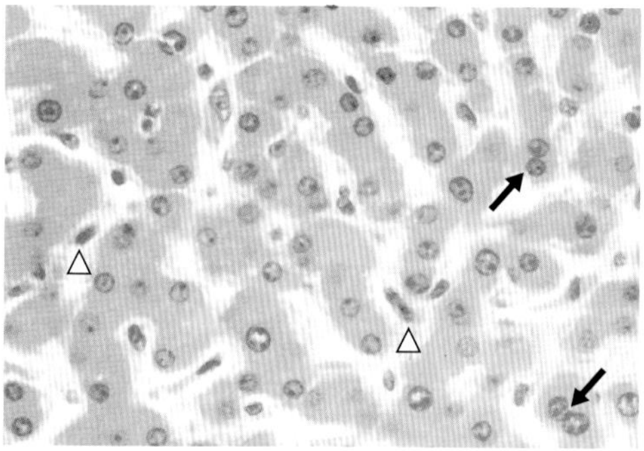

图 15－3　人肝小叶横切面

注　↑肝细胞核（双核）；△肝巨噬细胞。

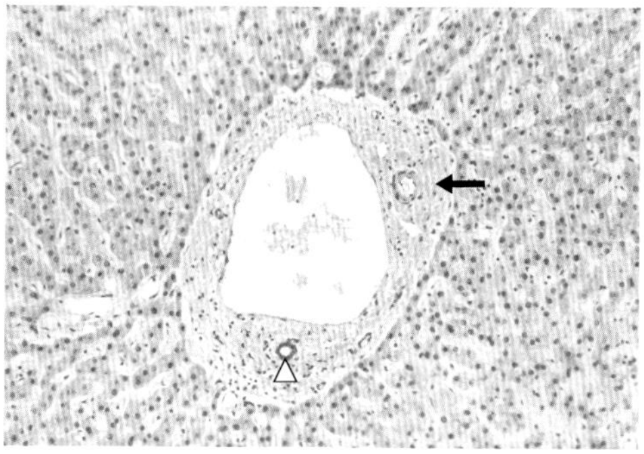

图 15－4　人肝门管区横切面

注　↑小叶间动脉；△小叶间胆管。

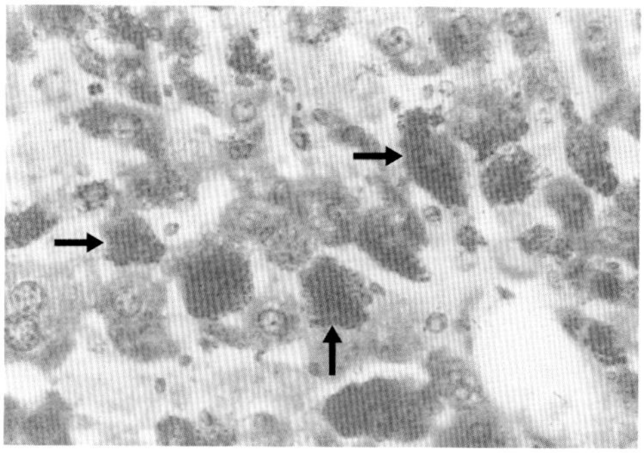

图 15－5　人肝小叶横切面（PAS 染色）

注　↑肝糖原。

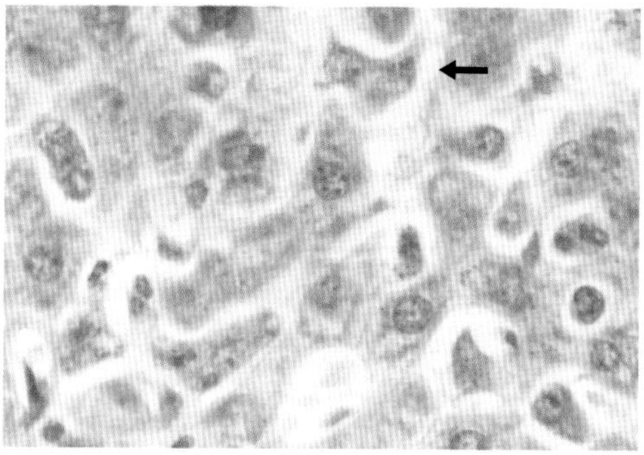

图 15－6　鼠肝（台盼蓝注射，苏木精染色）

注　↑肝巨噬细胞。

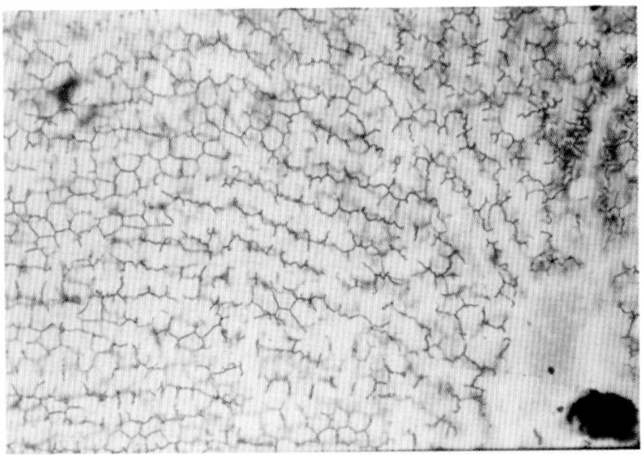

图 15-7　兔肝胆小管(镀银染色)

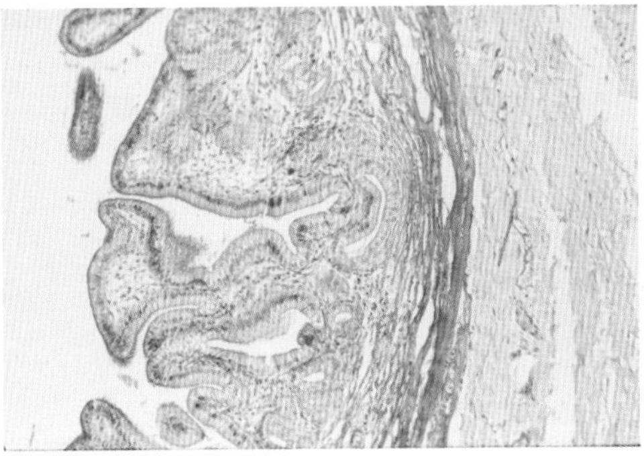

图 15-8　人胆囊壁

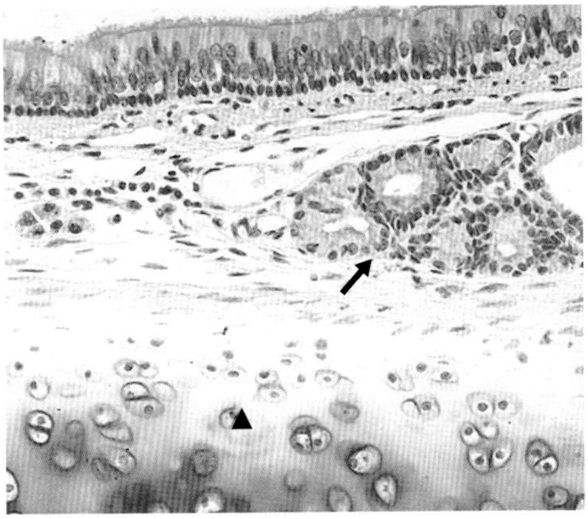

图 16-1　气管

注　↑气管腺;▲透明软骨环。

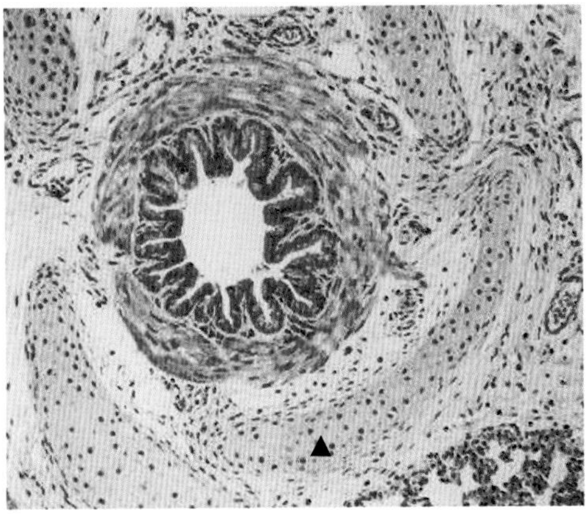

图 16-2　肺内支气管

注　▲透明软骨片。

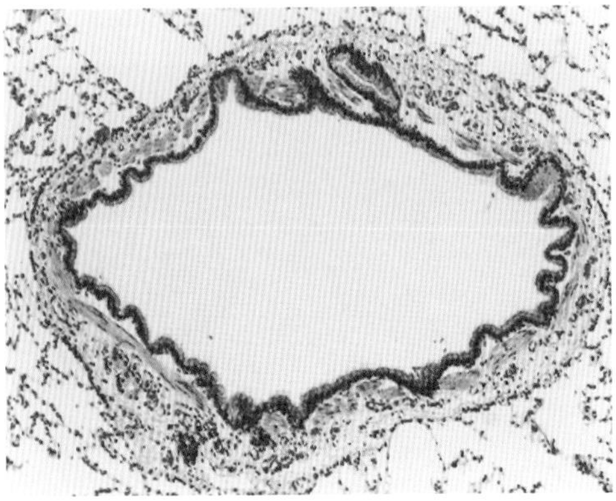

图 16-3　细支气管

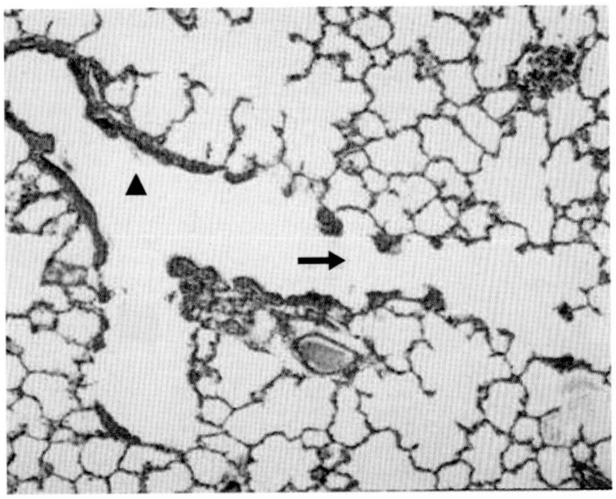

图 16-4　肺呼吸部

注　▲呼吸性细支气管;↑肺泡管。

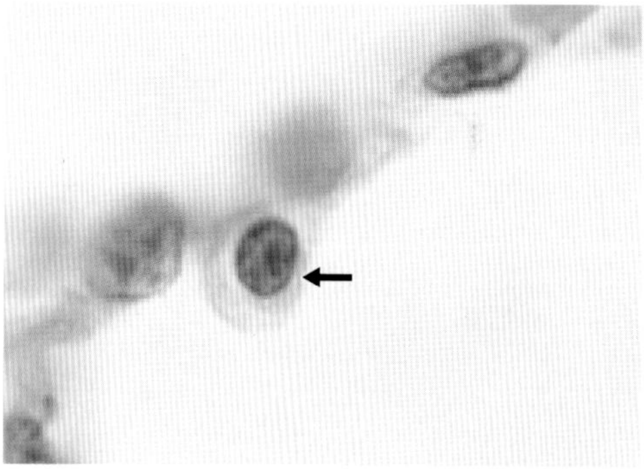

图 16－5　肺泡壁

注　↑Ⅱ型肺泡上皮细胞。

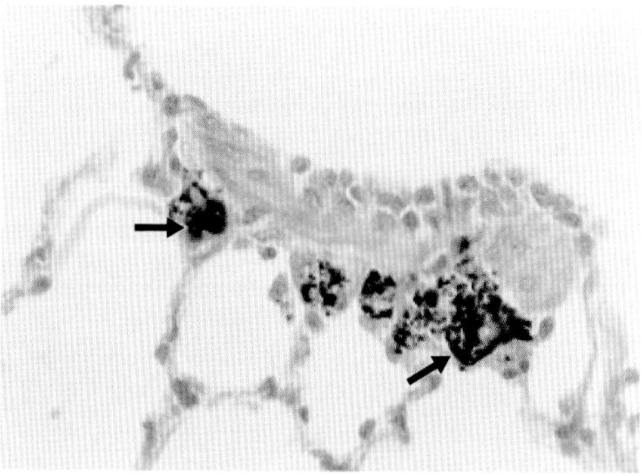

图 16－6　尘细胞(↑)

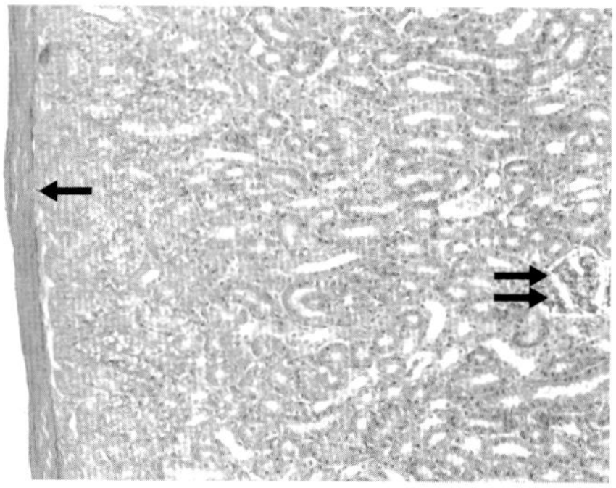

图 17－1　肾被膜(↑)及肾小球(↑↑)

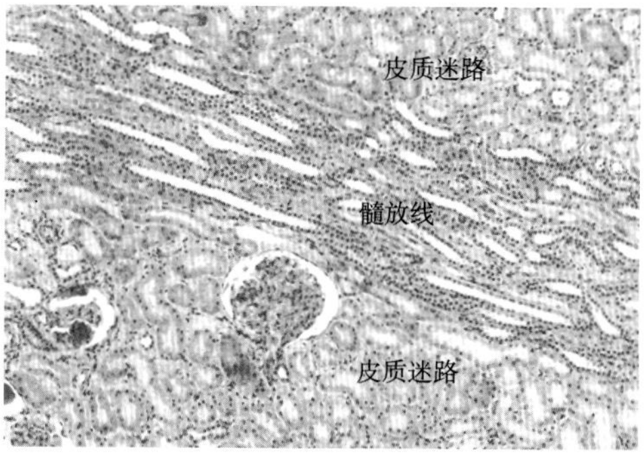

图 17－2　肾皮质迷路及髓放线

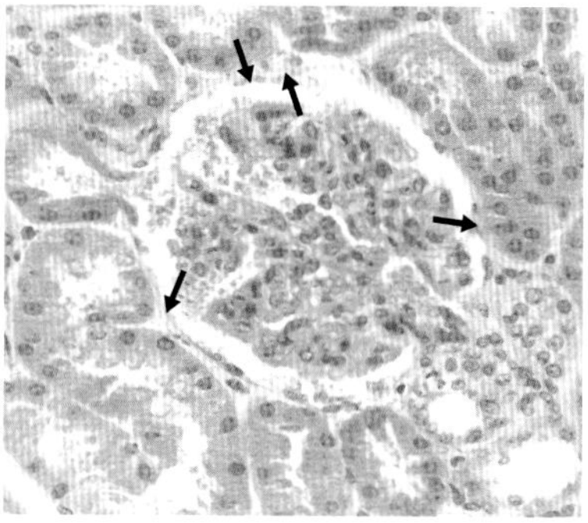

图 17－3　肾皮质迷路部

注　↑肾球囊壁层细胞。

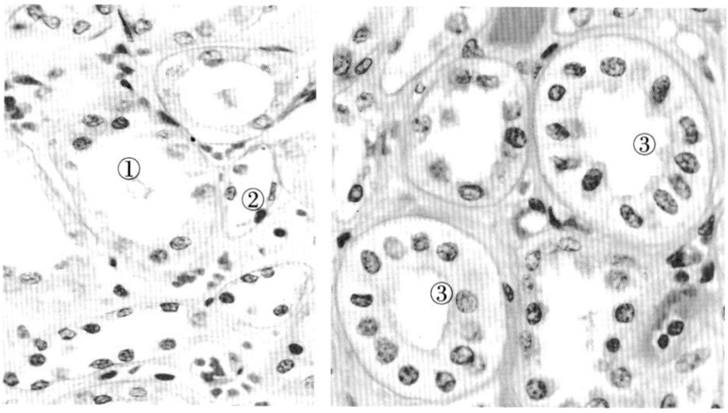

图 17－4　肾髓质

注　①近端小管直部;②细段;③集合小管。

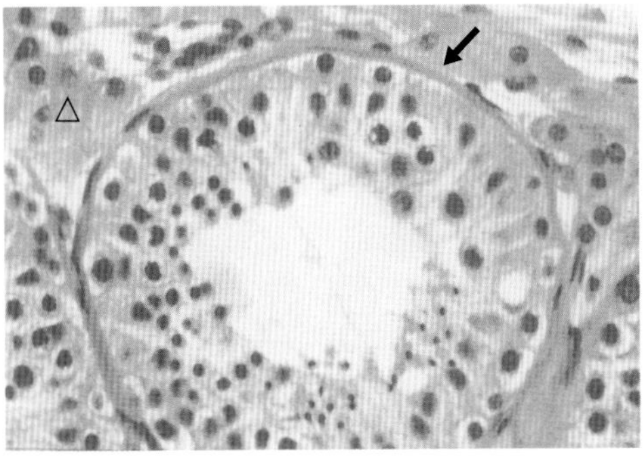

图 18－1　睾丸生精小管(低倍)

注　↑基膜;△间质细胞。

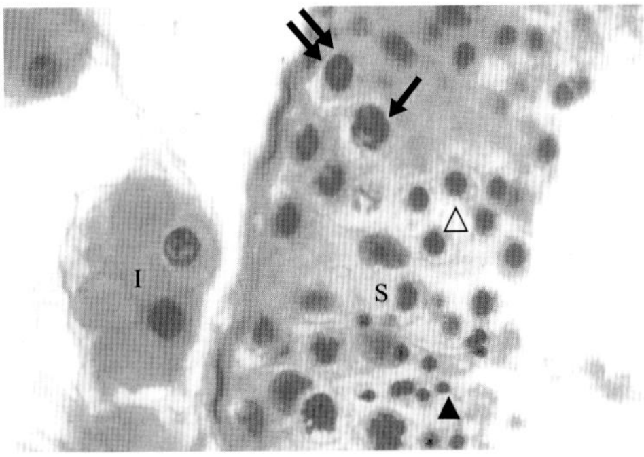

图 18－2　睾丸生精小管(高倍)

注　↑↑精原细胞;↑初级精母细胞;△次级精母细胞;▲精子细胞;S 支持细胞;I 间质细胞。

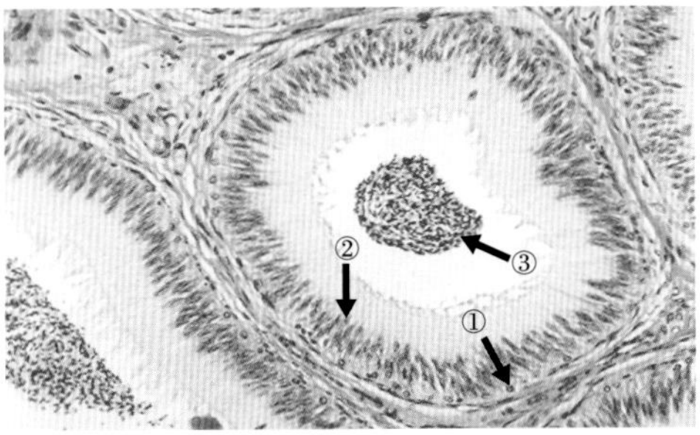

图 18－3　附睾管

注　①基细胞;②柱状细胞;③附睾管腔中精子。

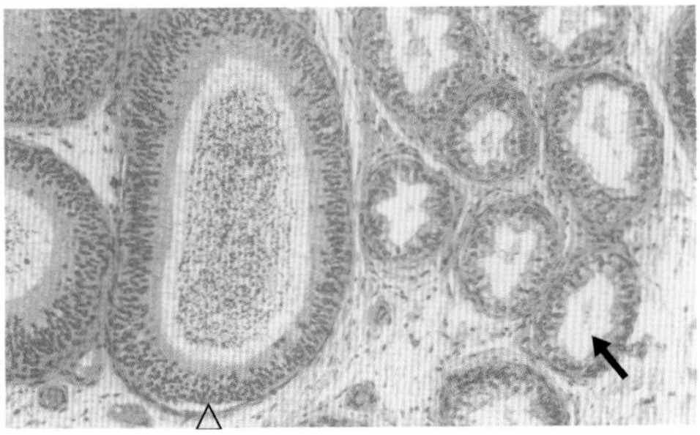

图 18－4　附睾输出小管(↑)及附睾管(△)

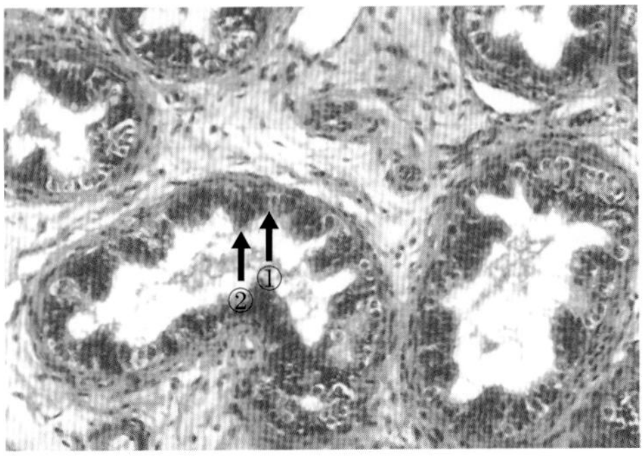

图 18－5　附睾输出小管

注　①低柱状分泌细胞;②高柱状纤毛细胞。

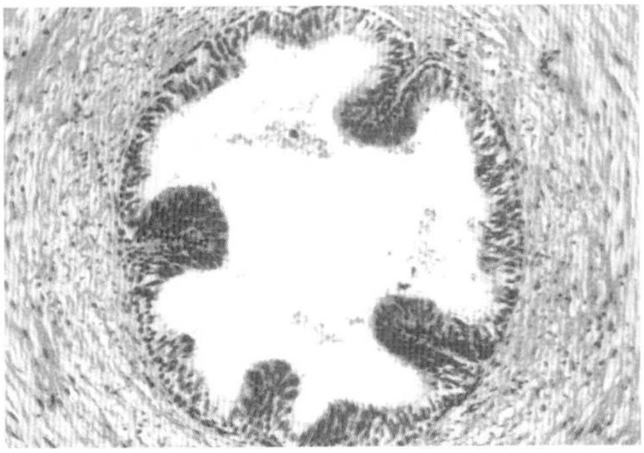

图 18－6　输精管

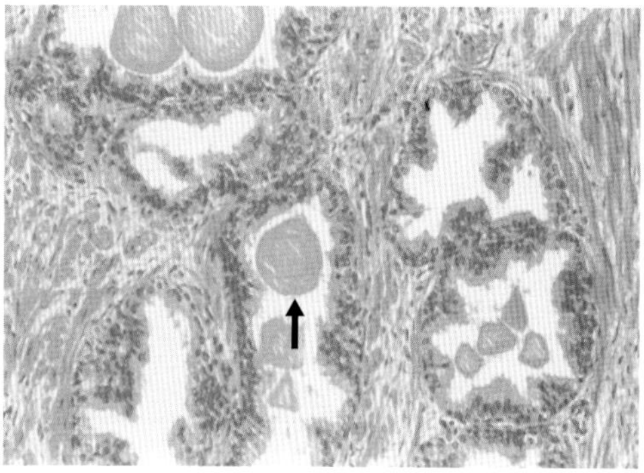

图 18－7　前列腺（↑凝固体）

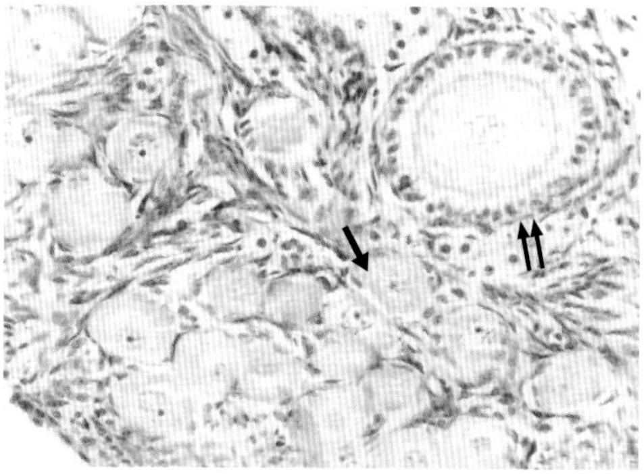

图 19－1　原始卵泡（↑）及初级卵泡（↑↑）

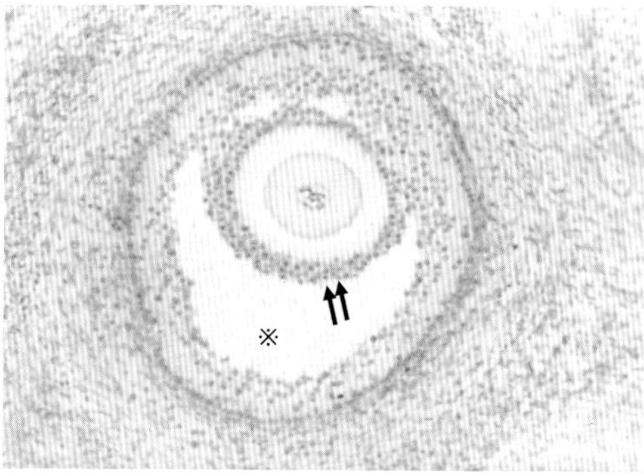

图 19－2　次级卵泡

注　※卵泡腔；↑↑卵丘。

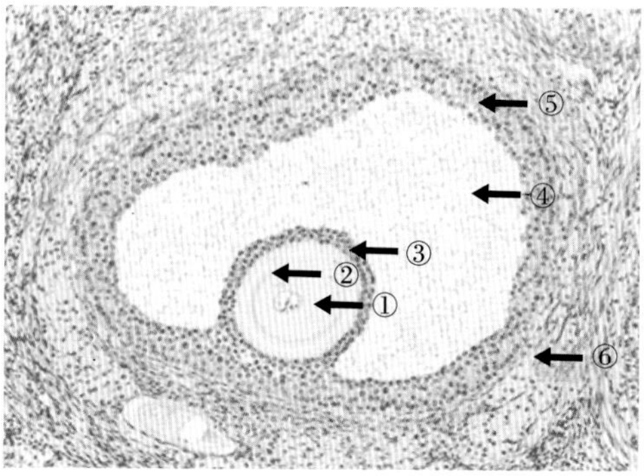

图 19－3　卵巢

注　①初级卵母细胞；②透明带；③放射冠；④卵泡腔；⑤颗粒层；⑥卵泡膜。

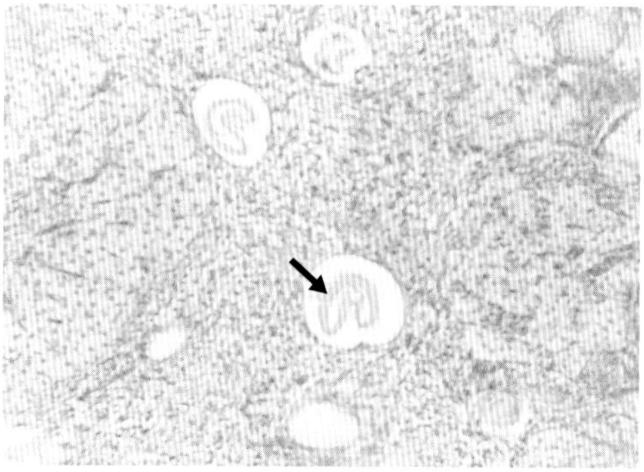

图 19－4　闭锁卵泡

注　↑透明带。

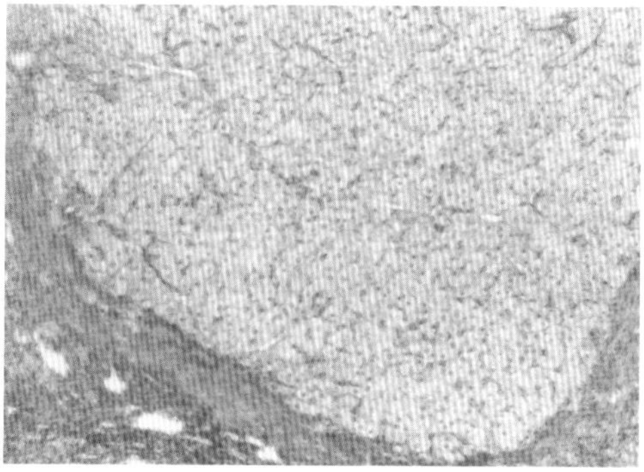

图 19－5　黄体

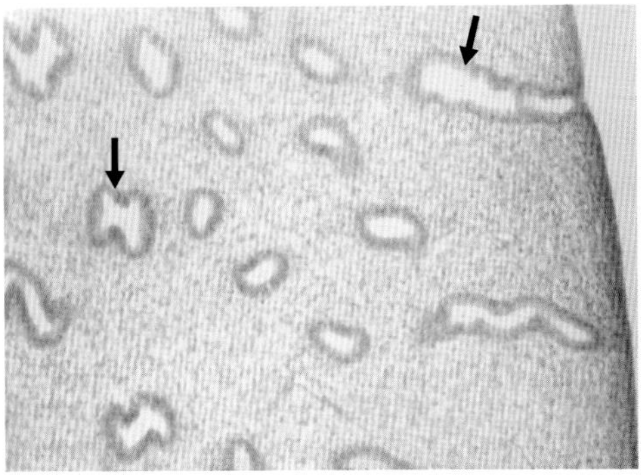

图 19-6　子宫内膜增生期

注　↑增生期子宫腺。

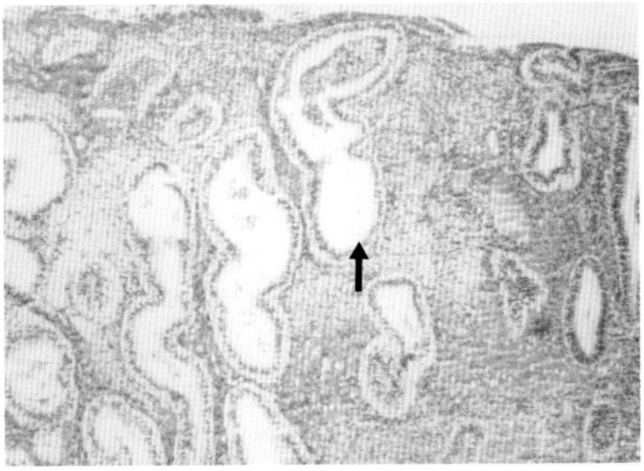

图 19-7　子宫内膜分泌期

注　↑分泌期子宫腺。

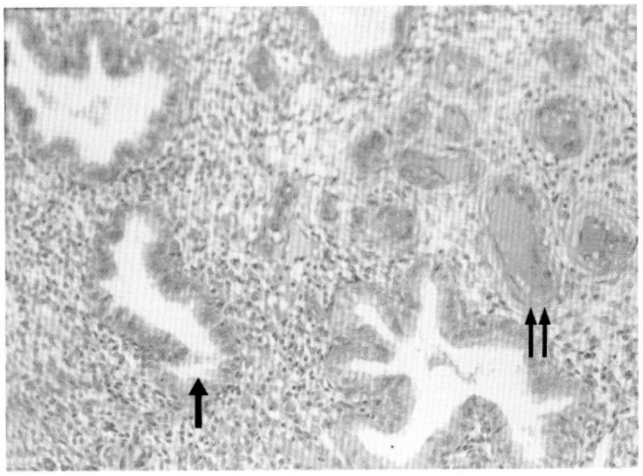

图 19-8　子宫内膜分泌期

注　↑子宫腺；↑↑螺旋动脉。

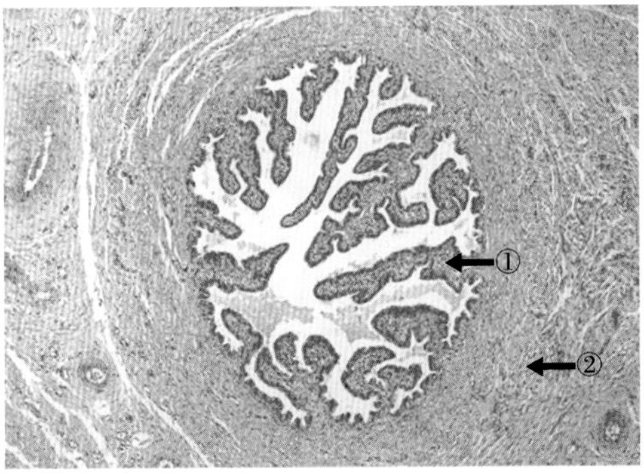

图 19-9　输卵管

注　①黏膜；②肌层。